JN020931

児童精神科の看護師が伝える

子どもの
傷つきやすい
こころの守りかた

精神科認定看護師

こど看

How to
Protect
the Fragile Hearts
of Vulnerable Children

by

Kodokan

KADOKAWA

はじめに

はじめまして。精神科認定看護師の「こど看（かん）」と申します。

精神科認定看護師といっても耳なじみのない方もいらっしゃるかと思いますので、最初に簡単にご説明しますと、定められた教育課程を修了後、試験にパスした「精神科看護に関する高い実践力と知識を併せもった存在」です。現場で看護を実践するほか、看護師の相談・指導、知識の発展なども担っています。

そんな私ですが、6歳から18歳の子どもたちの心をケアする児童精神科病棟に勤めて早10年が経ちます。

みなさんは児童精神科病棟と聞くと、どのようなイメージを持たれるでしょうか?

病棟に入院してくる子どもたちは、多くの場合、心の傷や行動の問題など、さまざまな葛藤や課題を抱えています。具体的な診断名でいうと、うつ病や統合失調症、発達障害、摂食障害などです。それゆえ、病棟では特別な生活を送っていると考えられがちなのですが、私たちが提供するのは「日常生活」です。日常がないと、その子が何に困っているのかに気づいて治療につなげることができないためです。

なので、私が病棟で子どもたちと何をしているかというと、案外地味です。「ヒマ」と言い合いながらババ抜きをし、「だるい」と言い合いながら洗濯物をたたみ、「めんどくさい」と言い合いながら薬局に日用品を買いに行ったりします。「それが治療なの？」と驚かれるかもしれませんが、何気ない日常的なやり取りの中から子どもの心の声を聞き、子どもの心の傷に気づき、子どもと一緒に悩みながら解決の手がかりを見つけていくことが私たちの役割です。

心の傷は、体にできる傷と違って誰の目にも見えないので、その傷の深さや痛みを理解することは難しく、その子自身も自分が傷ついていることに気づいていないことがあります。子どもの傷つきやすい心を守るためには、私たち大人が「子どもの心を傷つけない」という意識を持ち、子どもの心の傷に気づき、その痛みと苦しさに思いを寄せて守ることが大切です。

そして、子どもの心を守ることができるのは、心の専門家だけではありません。むしろ、子どもを毎日近くで見ている保護者のみなさんでなければできないことが、たくさんあります。

あなたの近くにいるお子さんが、今どれだけ健康的に見えても、それが当たり前に続いていくとは限りません。困難に出合ったとき、心が守られずに傷つき、それが放置されてしまったら、心はいつしか疲れ果ててしまうかもしれません。

心と体はつながっているので、心の不調はいずれ体の不調として表れるようになります。朝になると頭やお腹が痛くなったり、骨が浮き出るほど体重を減らそうとしたり、自分の体を傷つけてしまうこともあり得ます。これらはひとりでは抱えきれない心の苦しみが漏れ出て、体や行動に表れていると考えられるため、ある意味正常な反応ともいえるのですが、そんな子どもの姿を見たとき、大人である私たちがどう対応するかが重要です。

よくあるのが、正論を言って行動を正そうとしたり、説教をしたり、子どもの話を最後まで聞かずに無理やり行動を止めさせようとすることですが、児童精神科病棟で働く私から見ると、どれも避けるべき対応です。大人としては子どもを思っての行動でも、「大人の世界の常識」を押しつけているに過ぎません。当然ですが、このような常識の押しつけは、子どもの心に傷を残す可能性があります。

では、どう対応するのがよいのでしょうか。それを書いたのが本書です。子どもとの関係や接し方に悩んでいる人、自分の子どもが傷ついているのではないかと思っている人、そのほか、子どもとかかわるすべての人に向けて、私の経験から得た70の「子どもの心を守り、ケアする方法」をまとめました。

本書をお読みいただく前に、ひとつみなさんに約束してほしいことがあります。それは、この本に書いてあることが実践できないからといって、自分を責めないでほしいということです。

みなさんにはこの本に書いてある内容を「つまみ食い」するようなイメージで使っていただきたいのです。パラパラッとめくって、「これは今の自分には無理そう」と思ったら、そのページはすっ飛ばしちゃいましょう。もし、「これだったらできそうかも」と思うページがあったら、まずはそこから読み進めて、取り組んでいただけたら幸いです。今のご自身とお子さんの状態に合わせて、お好きなようにお使いください。

何度でも言いますが、できないからといって、どうか自分を責めないでください。今、あなたはすでに子どものために精一杯がんばっているのですから。

精神科認定看護師　こど看

CONTENTS

Chapter 2 「話す」より実は大事な「聞く・見守る」

Chapter 3 子どもとのコミュニケーションをおざなりにしないで

Chapter 4 子どものこころを守るために知っておきたいこと

Chapter 5 大人のこころだって守らないといけない

Column

※本書に掲載されている情報は、特記している場合を除き2023年10月現在のものです。

STAFF
デザイン　新井大輔　中島里夏（装幀新井）
イラスト　Ｏｋｕｔａ
ＤＴＰ　山本秀一、山本深雪（Ｇ-ｃｌｅｆ）
校正　麦秋アートセンター
編集協力　杉本透子
編集　川田央恵（ＫＡＤＯＫＡＷＡ）

Chapter 1

子どもが「安心感・自己肯定感」を持つためには

子どもが自由に発言し、行動し、その過程で自信をつけていくためには、ベースとなる「安心感」と「自己肯定感（成果や成功体験がなくても無条件に自分を認められること）」が必要です。本章では、子どもが「安心感・自己肯定感」を持つためには、大人のどのようなかかわりが大切かをご紹介します。

No. 01

子どもとかかわる合言葉「おすしさいこうかよ」

児童精神科の入院病棟で働いている私が、**6～18歳の子どもとかかわるときに意識している9つのポイント**があります。

その頭文字を並べたものが「**おすしさいこうかよ**（お寿司最高かよ）」です。

10年以上、現場で試行錯誤を繰り返すうちにたどりついた結論ではありますが、先に言っておくと、9つをすべて完璧にしようとする必要はありません。子どもとのかかわりは常に予測不可能です。「全部できてない……」と落ち込まないでください。私自身も「全部できてない……」と思いながらこの文章を書いているのですから。

では、ひとつずつご紹介していきます。

お おびやかさない

これは「子どもを危険にさらさない」ということです。「おやつなしだよ！」「○○するなら遊びに連れて行かないよ」といった言葉は、**子どもからすれば立派な脅し文句**です。そして、「みんなやっているんだから」と、子どもが苦手としていることを強要するのも子どもをおびやかす行動のひとつです。私たち大人の言動によって、子どもの居場所を簡単に危険な状態にしてしまう事実を忘れないことが大切です。

す すぐに助言しない

子どもが何かに取り組んでいる姿を見ると、つい助言したくなるのですが、そうすると、子どもは**「今までの自分のがんばりは間違っていた」と否定的に受け取る**可能性があります。助言したくなったときは、子どもの主体性を育むよい機会だと考え、口を挟まずにその子の取り組みを見守りましょう。

㊓ 叱責しない

子どもが道路に飛び出すなど、危険な行動をしたときは叱る必要がありますが、「叱責」は必要ないと考えています。叱責は「叱り、責める」行為です。道路に飛び出した子どもに、「飛び出してはいけない」と叱るだけではなく、「この前も同じことを言ったのにどうしてわからないの！」と責めてしまうと、**子どもは恐怖を感じ、大人の言葉に耳を傾けられなくなってしまいます**。「叱るけれども叱責はしない」というスタンスが大切です。

㋚ 最後まで話を聞く

子どもの話を最後まで聞くことの難しさを痛感しているのは、私だけではないでしょう。大人は今までの経験をもとに、「それは違うんじゃない？」と子どもの話についい割り込んでしまいます。このような話の聞き方では、子どもから**「価値観を押しつけられた」「話を聞いてくれない」**と思われてしまうので、自分の価値観や経験はいったん封印して、最後まで子どもの話を聞くことが大切です。

い 意向を軽視しない

「YouTuberになりたい」と大人に話して、「それはちょっと……」など否定的な反応をされた子どもは、「どうせ大人に話してもムダ」という思いを抱き、大人に話をしなくなるかもしれません。なぜなら、その大人は**「自分のやりたいこと」ではなく、「自分にやってほしいこと」しか肯定的な反応をしてくれない**のですから。子どもが自分のやりたいことをありのままに話せる機会を増やすためにも、子どもの意向を軽視せず、子どもの話を真剣に聞いてほしいのです。

こ 子どもが使う言葉を使う

大人の世界でよく使われている言葉は、現代を生きる子どもたちの感性と大きくズレていることが結構あります。そのズレを修正し、子どもの世界を理解するためにも、子どもたちが普段使っている言葉を積極的に使ってみましょう。すると、**「この人わかってんじゃん！」と子どもが目を輝かせて、いきいきと話をしてくれる**ようになります。このポイントを実践できている大人は子どもたちから大人気です。

㋒ 疑わずにいったん信じる

子どもが「ゲームやったらお風呂に入る」と言っておきながら、結局お風呂に入らない。このような状況にイライラするのは当然ですが、だからといって子どもの言うことを疑ってかかるのはおすすめしません。子どもは**「自分は信じられないけど自分を信じてほしい」**というなんとも面倒で、なんとも純粋な気持ちを持っています。だからこそ、子どもは疑われることを極端に嫌うのです。なので、子どもをいったん信じて、ちょっとだけ放っておいてあげてください。

㋕ 感情を否定しない

「そんなことで泣かないの！」と言った経験、みなさんにもきっとありますよね？大人と比較して、子どもは自分の感情をどのように出せばいいのかをまだ十分に理解していないため、「チョコを買ってもらえずにギャン泣きする」といった、大人から見て「そんなことで」と思うような、不器用な感情の出し方をすることがあるのです。そこで、「そんなことで泣かないの」と、感情を否定された子どもは**「自分の気持ちは間**

違っている」と自分を責め、感情を出すことに対して怖さを覚えてしまうかもしれません。子どもが表現する感情を否定しないことが大切です。

㋵ 余計なひとことを言わない

「だから言ったじゃん」「早く言ってくれればいいのに」などの余計なひとことを子どもについ言ってしまうことがありますよね。これらは子どものことをよく理解していたり、心配しているからこそ出てくる言葉でもありますが、子どものやる気をそぐ可能性がありますし、大人と子どもが「評価する／評価される」という、対等でない関係になってしまう危険性もあります。逆を言えば、**余計なひとことを言わなければ、子どもとの関係性が損なわれずに済む**のです。なので、余計なことを思いついた瞬間がチャンス。それを言わないだけで、子どもとの関係性が保たれるのですから。

いかがでしょうか？　まずはひとつだけでも意識してできるようにしていきましょう。最初は誰だって完璧ではないのですから。子どもも、あなたも。

No. 02

「しょうもない話」は安心感を与えるシャワー

私は職場で、夢の話や足がつった話など、子どもたちとしょうもない話をしまくっています。**子どもの存在をありのままに認め、信頼関係を結ぶため**ですが、その必要性に気づかない大人が結構多いと感じています。なぜ、しょうもない話の積み重ねが大事なのでしょうか？　私が担当した、当時高校生だったA君をご紹介しましょう。

入院中のA君は挨拶以外ではほぼしゃべらず、ほかの子が遊んでいるときも勉強をしている子でした。しかし、よく見ると教科書を開いていても、窓の外を見ているだけで学習は進んでいない様子。そんな姿を見て、**「今日、真夏日だって。暑すぎて僕の服溶けちゃってないかな？」**と話しかけてみました。A君は一瞬笑顔になったあと、すぐに真剣な表情に切り替わり、「大丈夫です」と言って教科書を読み始めました。

A君は物心ついた頃から勉強に打ち込まなければならない環境にいました。テストの点数が低ければ罵倒され、友達と遊びに行きたいと言えば叱責を受け、否が応でも勉強机に向かわされる生活を続けてきました。そんなA君のこれまでを知ったからこそ、私は「君が話したいことを、君が話したいように、君のタイミングで話していいんだよ」と願いつつ、A君に何度も何度もしょうもない話をしました。すると、ある日A君が**「今日暑いですけど、こど看さんの服、溶けてないですよ」**と声をかけてくれたんです。その瞬間、お互い腹を抱えて笑ったことを今でも覚えています。

しょうもない話には、その子のありのままを認めるパワーがあります。ぜひ子どもとはしょうもない話をたくさんしてください。もし、しょうもない話に慣れない方がいらっしゃったら、ごはんがおいしいときに「おいしすぎて気絶しそう」とか、眠いときに「2億時間くらい寝たいよね」など、**状態や単位を誇張するだけ**でもOKです。会話が一気にしょうもなくなることを保証します。

No. 03

子どもの過去に笑顔をたくさん残す

「じゃんけん、コン」と言って手をキツネの形にする。「何歳？」と聞かれたら、目を見開きながら「え⁉　同い年じゃないの⁉」と驚いてみせる。

このように、私は隙があれば子どもを笑わせようと試みます。それは、**「この子を笑わせよう」という思いをもとにした行動は、子どもの将来の安心感と自己肯定感につながる**と思っているからです。そう思うようになったきっかけとして、私が担当した当時中学生のBさんのエピソードがあります。

Bさんは大人に対する不信感が強く、常に無表情な子どもでした。しかし、漫画を読んだりテレビを見たりしているときのBさんは表情豊かで、お笑い番組を見て爆笑している様子もありました。ある日、Bさんが「これ開かない」とお菓子の袋を持ってきたときのことです。私は「開けるときのポイントは顔なんだよ～」と言って、袋を開ける瞬間に鬼の形相をし、Bさんをにやけさせることに成功しました。Bさんはその後順調に経過し、無事に退院したのですが、外来で再会したときに**「こど看さんの変顔さ、つまらなかったけど、うれしかったよ」**と声をかけてくれたのです。その瞬間、私は目の前の子だけに向けたユーモアの重要性に気づきました。

「この子を笑わせよう」という思いから発するユーモラスな言動は、漫画やテレビからの大勢に向けられた面白さではなく、「その子」だけに向けられる特別なものです。だからこそ、私は子どもを笑わせるために、隙があればしょうもないボケをするのです。たとえそのときウケなくても、その子が大人になったときに、**「そういえば自分を笑わせようとしてくれる大人がいたな」**と自分の子ども時代を安心しながら思い出すことができるのではないでしょうか。「自分は誰かに関心を向けられる存在なんだ」と、自分の価値を実感することができるのですから。

No.04

子どもが笑うのは安心しているから

子どもを笑わせるために必要なのは、お笑い芸人さんが繰り出すようなエピソードトークでしょうか？　それとも子どもがアッと驚くようなマジック？

これらのすばらしいスキルはもちろんひとつの武器にはなりますが、子どもを笑わせるために「必須な要素」ではありません。では、子どもを笑わせるために必要な要素とは何でしょう？　それは、**「安心できているかどうか」**です。

極端な例を挙げてみましょう。あなたが上空４０００ｍの高度からスカイダイビングすることになった場面を想像してみてください。恐怖と緊張を強く感じるこの状況で、心から笑うことができるでしょうか？　今まさに飛び立とうとしているときに、お笑い芸人さんから磨き抜いたトークを聞かされても、一流のマジシャンからアッと驚くようなパフォーマンスを見せられても、その状況で笑うことは想像できないはずです。それどころか、「ふざけるな！」と怒りを感じるかもしれませんね。

このように、**不安や緊張を強く感じる場面では、無意識のうちに全身が硬直し、身も心もディフェンスモードとなります**。こうなってしまうと、笑う余裕なんて生まれません。

そう、人は安心できていないと笑えないのです。

あなたが子どもとかかわっているときに子どもが笑ったということは、**あなたの話や仕草、表情に対して「面白さ」を感じていると同時に、あなたから「安心」も感じているの**です。だからこそ、「今日も子どもが笑ってくれた」と感じたときは、自分が子どもに与えた面白さだけではなく、自分が子どもに与えている安心感についても振り返ってみてください。そこには、子どもを日々懸命に支えながらも、子どものためを思うあなたの優しさや思いやりがたくさん詰まっているのですから。

No. 05

自信を持たせたいなら「一歩引いた」かかわりを

生まれたときから確固たる自信を持っている人はいません。自信はもともと備わっているものではなく、経験を積み重ねることで少しずつ育まれていくものだからです。もし「私は母親の産道を出た瞬間から天才だった」と語る人がいたらちょっとお話を聞きたいですが、たぶんいないですよね？

子どもに自信を持ってほしいと願う保護者の方は多いでしょう。しかし、**「子どもに自信を持たせよう！」と意気込むことはおすすめしません。**「自信を失わせないようにしよう」という柔らかいかかわりのほうが、結果的に子どもの自信につながります。

子どもは心も体も、大人の想像をはるかに超えるスピードで成長しています。しかし、その成長スピードが、これまで育んできた自信を揺らぎやすくさせます。特に思春期の子どもは、小学生頃までに感じていた万能感（「自分はなんでもできる！」という感覚）が、同級生と自分を比較することによって揺らぎ、「自分ってそんなにすごくないのかもしれない……」と、自分を信じることに怖さを感じていたりもします。そんなタイミングで、**大人から「君ならできるよ！」「自信を持って！」と熱心に励まされても、言葉を素直に受け取ることはできません。**

「子どもに自信を持ってほしい」という大人の願いは、その子を思うからこそですし、それを否定するつもりはありません。しかし子どもの視点からは、大人側の「こうあってほしい」という期待の押しつけに感じられる可能性もあります。

自信を育み、積み重ねていくのはその子自身です。我々大人にできることは、子どもがこれまで積み重ねてきた自信を認めて讃えることではないでしょうか。そして、子どもが何か困ったことがあったときにいつでも手を差し伸べる距離感で、子どもが主体的に自信を育んでいく姿を見守ることだと思います。

No. 06

子どもの自己肯定感を下げない褒めかた

子どもが挨拶をした、お手伝いをしてくれた、自分から宿題に取り組んだ……。これらの行動に対して、あなたならどんな言葉で褒めるでしょうか。ズバリ言い当ててみせますね。

「すごい！」「えらい！」「がんばったね！」のどれかではないでしょうか？

当たったかどうかはさておき、私はこれらの言葉が悪いとはまったく思っていません。むしろどんどん使ってほしいと思っているくらいです。ただ、こういった褒め言葉は、**子どもが大人の期待に応える行動をしたときに出やすい言葉**だということは、頭の片隅にとどめておきたいと思っています。

たしかに「すごい！」「えらい！」などの言葉を聞いた子どもは喜ぶでしょうし、また次も褒められるようにがんばろうと思うはずです。しかし、このような「大人の期待に応えたときにだけ褒める」という方法を繰り返していると、**子どもの自己肯定感が低下してしまう**ことがあります。

大人に置き換えて考えてみましょう。例えば、あなたが仕事で何か成果を出したとします。そのとき、上司や同僚から「こんなに売り上げを上げるなんてすごいね！」「君は職場に貢献して本当にえらいよ！」といった感じで、成果だけを評価される形で褒められ続けたとします。最初は誇らしい気分になるかもしれませんが、人間なので成果をずっと出し続けるということは不可能です。すると、「次も成果を出せるかな」と心配になったり、「成果を出せなかったら異動させられるかもしれない」と不安を感じたり、「いろんな形で会社に貢献しているのに、成果でしか評価されない」と不満や怒りを感じるかもしれません。

このように、「成果を上げなければ褒められない」「成果だけに注目されて褒められる」という状況は、大人であっても非常につらいものです。だからこそ、成果だけを見て褒める言葉の代表格である「すごい！」「えらい！」「がんばったね！」一辺倒の褒め方はおすすめできないのです。

では「すごい」「えらい」「がんばったね」を使わないで、どのように褒めればいいのでしょうか。それは、**「子どもから受けたよい影響をそのまま言葉にする」**という方法です。

例えば、子どもがお風呂掃除のお手伝いをしてくれたとします。そんな子どもの姿を見たとき、きっとあなたの気持ちの中に、「助かったな」「うれしいな」「ありがたいな」といったポジティブな感情が芽生えますよね。すると……もうお気づきですね？そのポジティブな感情をそのまま言葉にして、「本当に助かったよ、うれしいなぁ……ありがとう！」と子どもに伝えてあげるのです。

この褒め方のポイントは、**子どもがあなたにポジティブな感情を芽生えさせていることを褒めている**点です。ピカピカのお風呂を見て喜んでいるのではなく、お風呂をピカピカにしてくれたその子の存在そのものを褒めることになります。この方法が、「子どもから受けたよい影響をそのまま言葉にする」というやり方です。

子どもへの褒め言葉に困ったときにこそ、**子どもの姿を見たときに生まれる自分のポジティブな感情に集中**しましょう。そこには、子どもがあなたによい影響を与えているというすばらしい事実が確実に存在します。その事実を子どもにストレートに伝えることで、子どもが「あれ？　自分って結構すごいのかな？」と自分で自分を褒められるようになるかもしれません。

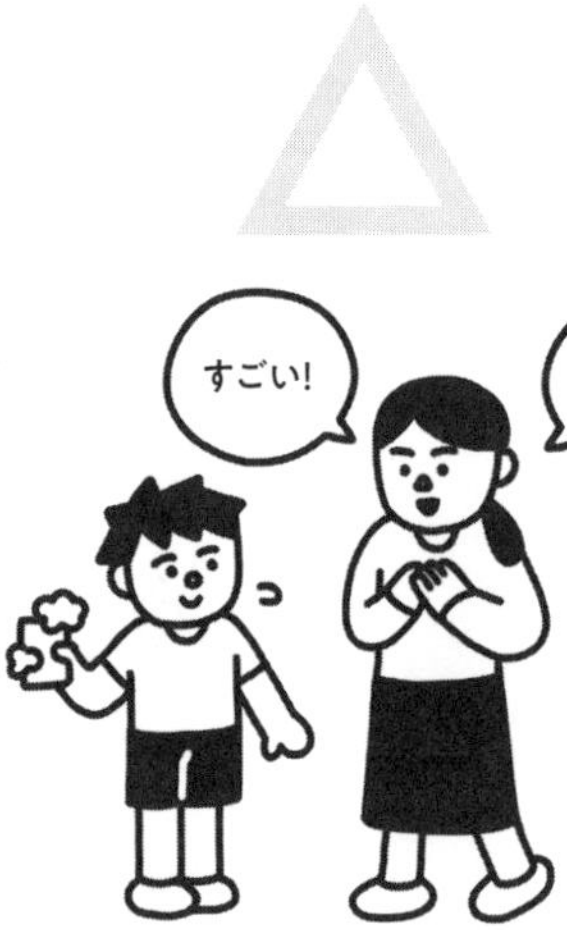

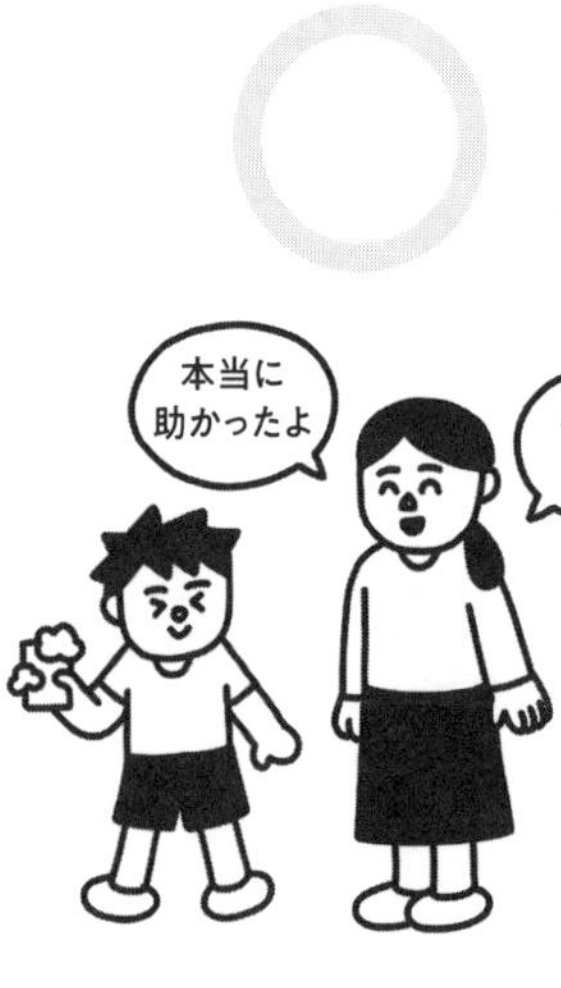

No. 07

ボタンを掛け違えていたら「着替えたこと」を褒める

「うちの子は褒められるところがないんですけど!?」と頭を抱えているそこのあなた。大丈夫です。私が今日から実践できる褒めポイントの見つけ方を伝授します。それは、**「できていることに目を向ける」**という方法です。

例えば、子どもが寝る前にパジャマに着替えたとします。しかし、よく見るとボタンを掛け違えている……。あなたならどのように声をかけますか？　こういった場面でこそ、「できていることに目を向ける」方法を思い出してください。

この子はボタンを掛け違えていますが、**自分でパジャマを着て、自分でボタンを掛けることができた**のです。つまり、「ボタンの掛け違い」という出来事は、「自分で服を着る」「自分でボタンを掛ける」というステップがなければ発生しない、喜ばしい出来事なのですね。なので、まずは「ひとりでパジャマを着られたね」「ボタンを掛けることができたね」と、その子がすでにできていることを認めてから、「……おっと！ここがひとつズレてるみたいだから、ここを直せばパーフェクトだね！」といった感じで修正点を伝えてみましょう。

このような声かけは、ボタンの掛け違い以外にも応用ができます。「食事中の姿勢が悪い」ではなく**「自分で食べることができている」**、「授業に集中できない」ではなく**「教室に入ることができている」**など、その子が今できていることに目を向けてみましょう。すると、今まで見過ごしていた褒めポイントが見えてきます。

私たち大人は、子どもと比べて多くの経験と知識を積み上げているため、子どもの「できていない部分」に真っ先に目を向けてしまいがちです。しかし、大人がすべきなのは**その子が今できていることに目を向け、そこを認める声かけから始める**こと。この意識を変えると、子どもの自信を失わせない、温かいかかわりになります。

No. 08

子どもに必要なのは「応援」より「肯定」

子どもは大人が思ってもいないタイミングで急にやる気のスイッチが入り、出だしからいきなりラストスパートのような勢いで物事に取り組むことがあります。

例えば、普段宿題を後回しにする子どもが、突然自分から宿題に取り組むようになったとします。そんな姿を見ると、「応援したい！」「何か手伝えないかな？」と思うのではないでしょうか？　でも、応援をするときは注意が必要です。なぜなら、**子どもは大人の期待を敏感に感じ取るプロフェッショナル**だからです。

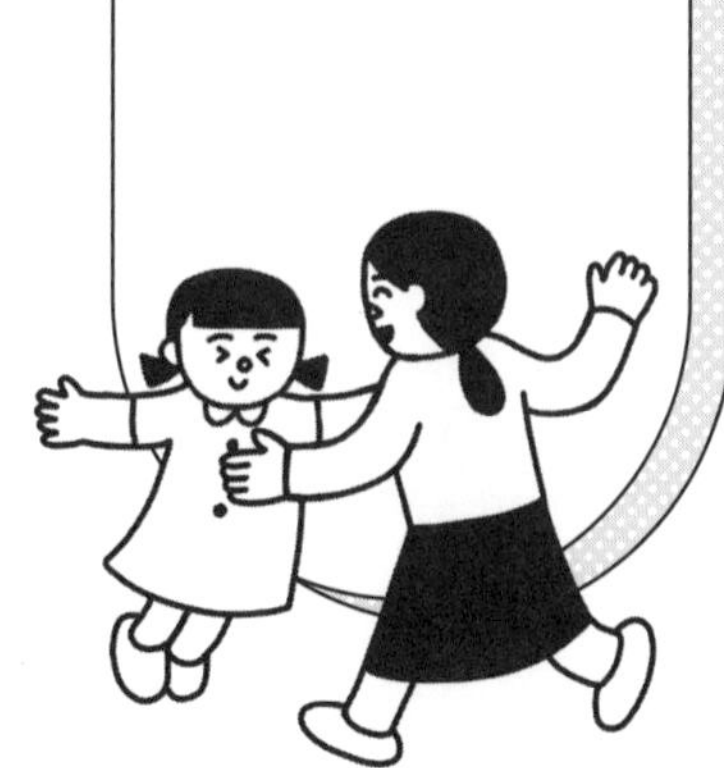

応援を受けた子どもは、その裏にある大人の期待を感じ取って、「なんか、がんばってるときだけ応援されるんですけど!?」と怒ったり、「期待に応えられなかったらどうしよう……」と不安になることがあります。これは、P28～31でお伝えした「すごい！」「えらい！」という褒め方ばかりをされたときの子どもの反応と同じですね。

応援されることでがんばれる子もたしかにいます。でも、叱咤激励をされながらのがんばりは、**「大人の期待に応えるための受動的ながんばり」であって「自分がやりたいと思ってやる主体的ながんばり」ではない**ため、モチベーションが低下しやすく、長続きしない可能性が高いです。また、がんばっても思うような結果が出なかったとき、子どもは「期待に応えられなかった」と自分を責めてしまうことがあります。

だからこそ、子どものがんばっている姿を見たら、「いや～、がんばってるな～。疲れたら休憩していいんだからね？」といった感じで、まずは**その子の今あるがんばりをありのままに肯定**してあげましょう。そうすることで、子どもは「自分ってがんばってるのかも？」と自分のがんばりを自分で認めやすくなります。また、「結構やるじゃん自分！」「自分のがんばりは間違ってなかったんだ！」と自分で自分を褒められるようになることが期待できます。

No. 09

「ほかの子よりすごい」の主語は「ほかの子」

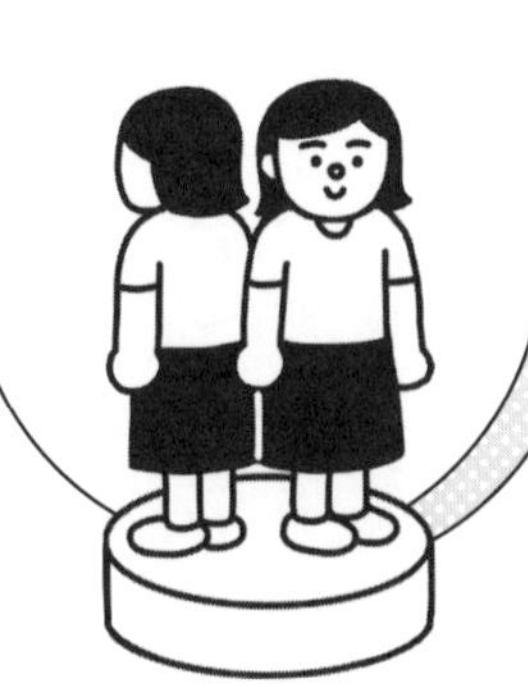

「ほかの子はできてるよ？」と子どもに言った経験はありますか？　私はもちろんありますし、その度に後悔して子どもに謝ってきました。この「ほかの子との比較」は、子どもとのコミュニケーションで避けるべきことのひとつなのですが、なぜだかご存じでしょうか？

「ほかの子はできてるよ？」という言葉の主語は「ほかの子」ですね。つまり、この言葉は目の前の子どもではなく、その子の周りの子どもたちを中心に考えられた言葉です。**「このくらいはしてもらわないと困る」**といった大人の不安や焦りが漏れ出た言葉とも言えます。しかし、子どもからすれば、「あなたはほかの子よりできてない」という意味に受け取れる言葉でもあり、「自分はダメだ」と自信を失わせる可能性を秘めています。

同じように、**「ほかの子よりできているよ！」「ほかの子よりすごい」という肯定的な比較も避けるべき**だと思います。この言葉、表面的にはポジティブに聞こえますが、主語はやはり「その子の周りの子どもたち」です。子どもに「ほかの子よりがんばらなきゃいけない」というプレッシャーを与えかねません。

では、どうすればよいのでしょうか？　簡単です。その子の**「過去」と「今」を比較する**のです。子どもが過去に比べてどれだけ成長したのか、どれだけ進歩したのか、どれだけがんばってきたのかを認め、ともに喜びましょう。「去年よりも野菜が食べれるようになった」「半年前よりも夜更かししなくなった」といったように、ほかの子どもを登場させることなく、その子の中で起きている成長を認めるのです。

そんな大人に対して、子どもは「この人は自分をよく見てくれている」と安心を感じます。比較をするのは目の前の子どもの過去と現在だけでいいのです。

No. 10

子どもの「用事がない用事」を大切にする

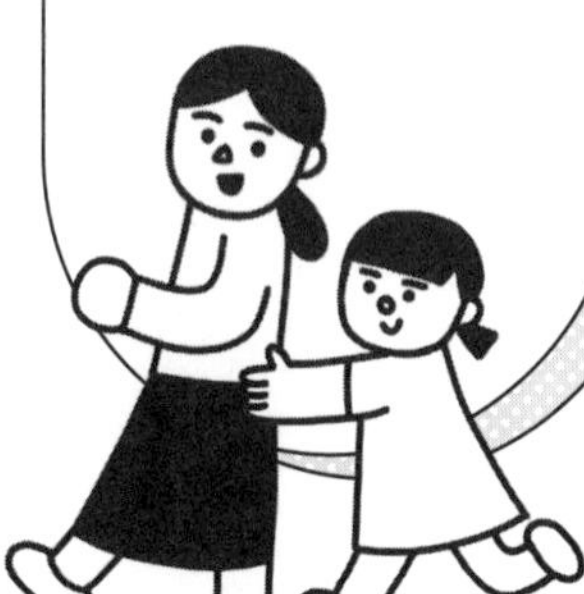

子どもたちには、「用事がない用事」という大切な用事があることをご存じでしょうか？　大人の目の前に来て歩き回ったり、「ヒマ」と言って突っついてきたり、直球で「用事はない」と言ってきたり。こういった子どもの行動を見ると、「用事がないならちょっとはお手伝いしてよ！」と思ってしまうのですが、この**一見意味のない行動こそが、子どもの「用事がない用事」という大切な用事**だと理解してほしいのです。

大人は人とのかかわりに目的を持ってしまいます。それもそのはずで、育児、家事、仕事といった日々のタスクが次から次へとやってきて、自分の時間を確保することすら難しい。そんな中で、子どもの「用事がない用事」の本質に気づくことは難しく、「用事がないなら手伝って」と、子どもとの本当に大事なかかわりを後回しにしてしまいがちです。

しかし、子どもは用事がなければ大人のもとを訪ねてはいけないのでしょうか？　もちろんそんなことはありませんし、**本当に用がないのであれば、子どもは大人の目の前にやって来ません。**その子は確かに用事がないのだけれど、あなたのそばにいたいのです。そして、あなたと一緒の時間を過ごしたいと思っているのです。こういった複雑で純粋な思いを、子どもたちは「用事がない」と、不器用にあなたに伝えているかもしれません。

子どもが「ヒマ」と言ってあなたを突っついてきたら、門前払いすることはおすすめしません。時間に余裕がないときは、**「あと○分くらいでヒマになるよ～」と自分がいつ手が空くのかを具体的に伝える**のがよいでしょう。子どもの「用事がない用事」をていねいに受け止めて返事をするということは、その子の気持ちをていねいに受け止めるということでもあると思うのです。

No. 11

目の前の成長を味わわず「次」を望んでいませんか？

子どもの成長を目の当たりにして、「この子は天才だ！」と小躍りしてしまった経験、誰にでもありますよね？　その一方で、「すごい！　じゃあ次はこれをやってみよう！」と、すぐに次の成長を望んだこともあるのではないでしょうか。

それもそのはずで、大人としては子どもの成長を感じて興奮しているので、**無意識に次なる成長をうながすためのステップを提示してしまう**ことは珍しくないのです。

しかし、このようにすぐに次の成長を望んでしまうのはもったいないと私は感じています。なぜなら、子どもの成長を子どもと一緒に喜び合うという大切な時間を過ごせなくなってしまうからです。

子どもが初めて自分の名前を漢字で書けたとしましょう。その様子を見てテンションが上がり、「すごいね！　じゃあ次はこの漢字を……」と次のステップを提示したら、子どもは「え？　名前書けたんだけど……」とがっかりしてしまうかもしれません。その結果、確実に成長しているにもかかわらず、子ども自身が**「自分は成長していない」と感じ、自分自身の成長を認められなくなってしまう**可能性があります。

次の成長を期待してしまうのは、その子の将来を思うからこその親心だと思います し、次のステップを用意することはけっして悪いことではありません。しかし、目の前で起きている子どもの成長を、子どもと一緒に喜び合ってからでも、次の成長を望むのは遅くないはずです。子どもの成長を感じたときは、**「もう次の成長を望んでない？」**と自問してみましょう。そして、自分から「ＹＥＳ」という答えが返ってきたら、自分を責めずに「まあ落ち着け、今この子は成長したんだから、今はその成長を喜んだほうが得じゃない？」と自分自身に伝えてあげてください。心が揺れがちな育児中、大人が自分の感情に注目することでよい方向へいくことが多くあります。

No. 12

「逃げ道」と「休憩所」は与えすぎることはない

子どもが日々成長し、自分の力で前に進んでいる姿を見ると、大人としては「サポートしたい！」という思いが湧き上がるものです。子どもが行く道の先に障害物があるならそれを取り除き、子どもに対して「がんばれ！」と伝えたくなることでしょう。

しかし、ここでひとつみなさんに覚えておいてほしいのは、**手助けや応援は子どものやる気を引き出すことはあっても、子どもの気力や体力を回復させてはくれない**ということです。

子どもは大人に比べて「これ以上やると疲れる」と自覚する経験がまだ少ないので、**「自分はどのくらい疲れているのか」「いつ、どうやって休むのか」**などを十分に理解できていません。だからこそ、「休む」「逃げる（回避する）」などの「自分に無理をさせない選択肢」を思いつかずにがんばり続けてしまうことがあります。

なので、いつでも休んだり、逃げたり（回避したり）できるように、**「こっちの道もあるよ」と逃げ道を提案したり、「疲れたら休んでいいんだよ」と休憩を提案する**ことが子どもを支える上で非常に大切です。

もし、ときには休み、ときには逃げるという選択をせずに子ども時代を過ごしたらどうでしょうか。「つらいことがあっても逃げない」「ヘトヘトになるまでがんばる」ことがその子にとって当たり前の行動になってしまうかもしれません。

子どもが行く道の先ばかりを見てサポートするのではなく、**「自分に無理をさせない選択肢」を事前にたくさん用意**して、可能であれば子どもと一緒に実行してあげてください。子どもたちが「無理をしない」という経験が少ないことを理解した上で、自分に無理をさせない選択肢を一緒に考えて、一緒に実行してくれる大人が増えてほしいなと思っています。

No. 13

子どもが「休憩モード」へ切り替わる声かけのコツ

子どもには休憩をうながすことが大切なのは、すでにお伝えした通りです。私は子どもが自然に休憩モードへ切り替えられるように、伝え方を工夫しています。

「かなりがんばっているし、少し休んでもいいいんじゃない？　って思っているんだけど……、正直、休んでもいいいと思えてる？」といった具合です。

まずは子どもの今までのがんばりを認めていたわった上で、あくまで大人側の思いとして休息の提案をするのがポイントです。「休んでもいいいと思えてる？」の部分では、

「自分は休んじゃいけない」「無理してでもがんばらなきゃいけない」と思い、焦っているかもしれない子どもの気持ちに寄り添う姿勢を示しています。

この声かけの目的は「休ませること」ではなく、**「今までのがんばりをねぎらうこと」「休む選択肢を提示すること」**です。休むことはあくまで提案に留め、強要はしません。私の経験上、このような意識を持って伝えると、子どもが休むことを選択肢のひとつとして取り入れてくれる確率が大きく上がると実感しています。

気をつけているのは、**「がんばらなくていいよ」と否定形では言わない**ことです。精一杯がんばっている子にとっては、「今までの姿を認めてもらえなかった」、「まだがんばりたいのに無理やり止められた」とネガティブに捉えられることがあるからです。

子どもはどうやって休んだらいいのかがよくわからなかったりします。だからこそ、休息を提案する声かけとセットで、**子どもと一緒に休息する**ことをおすすめします。一緒におやつを食べたり、一緒にアニメを見たり、一緒にゴロゴロしてもいいでしょう。大人も一緒に休んでいる状況をつくることで、その子自身が「休んでもいいんだ」「休むのもありだな」と経験的に理解することができ、がんばりすぎないことの重要性を理解し、自分を休ませる方法を大人と一緒に学ぶことができます。

No. 14

子どもへの敬意を失ったらそこで試合終了かも

私は子どもを支える支援者のひとりとして、そして親のひとりとして、どんなときでも、子どもへの敬意を失ってはいけないと思っています。なぜなら、子どもへの敬意がないと、**子どもへのかかわり方が支配的・攻撃的なものになり**、子どもとの関係性が崩れる可能性が高くなるからです。

子育てや支援の現場でも、「子どもだから」とか、「子どもに舐められてはいけない」といった、「大人の立場が上で、子どもの立場は下」とも受け取れるような言葉を耳にすることがあります。おそらくその背景には、「子どもの前で恥をかきたくない」といった不安や、「子どもとのかかわりにそこまで時間をかけられない」といった現代の育児環境が影響しているのかもしれません。しかしこのような姿勢でいると、**子どもを従わせるような強い言葉や強い態度を用いた「雑なかかわり」になりやすく**、子どもとの信頼関係を崩し、子どもの大人への不信感をより強くさせる結果につながりかねません。

特に親子の関係となると、自分と子どもが同じ存在のように感じるほど密接して生活しているので、悪い意味で親子という関係に甘えてしまい、子どもへの敬意そのものを失いやすくなります。長く深い、**親子のような関係こそ、相手への敬意を払ったかかわりを普段から意識する**ことが大切です。

子どもをひとりの人間として尊敬し、敬意を払ってかかわることで、子どもは「自分を尊重してくれる大人がいる」と実感できます。その実感は、子どもが「自分は大切にされてもいい存在なんだ」「自分は守られるべき存在なんだ」と自分に向けた敬意を持つきっかけになるかもしれません。子どもへの敬意を失わないためにも、最後に私からひとこと。子どもへの敬意を失ったら、そこで試合終了かもしれません。

Column 1

子どもの「明日も来る?」に救われた話

今は児童精神科の看護師をしている私ですが、看護師1年目は内科に勤めていました。そして、1年目にしていきなり挫折しました。業務についていけず、「看護師に向いてない」と思い悩み、最終的に適応障害の診断を受けて休職をしたのです。

その後は勤めていた大学病院を辞め、自宅に引きこもって酒に浸りながら約3ヶ月間を過ごしました。毎日「このまま死んだほうが楽なのかも」と考えていたのですが、そんな私を心配した友人の勧めもあり、学生時代の指導教員に相談することになりました。相談の結果、「精神科をやってみたらどうか」と提案いただき、まさに決死の思いで就職したのが児童精神科病棟だったのです。

過去の挫折を引きずっていた私は、「患者さんに迷惑をかけないか」とビクビクし、過度に緊張しながら仕事をしていました。そんなある日、担当していた中学生の女の子から「明日も来る?」と言われたのです。

その言葉を聞いた瞬間、私の体に電撃が走りました。「え?明日も来ていいんですか?」と思い、看護師としての自分を認めてもらえたように感じたのです。同時にそれが、「自分って結構やるんじゃない?」と、ようやく自分で自分を認められた瞬間でもありました。

その子にとっては何気ないひとことだったのでしょうが、私はそのひとことによって救われました。Chapter 1では子どもがさまざまなことに挑戦していく上でベースとなる「安心感・自己肯定感」について書いてきましたが、当時私が子どものひとことによって味わった電撃的な感覚こそが、私にとっての「安心感・自己肯定感」だったのかなと振り返っています。

Chapter 2

「話す」より実は大事な「聞く・見守る」

子どもが「自分って結構やるじゃん」と自信を持ち、前向きにチャレンジしていくためには、大人の「話し方」よりも「聞き方・見守り方」が鍵となります。よく言われる「傾聴力」とは「耳も心も傾けて熱心に聞くこと」。子どもの話を熱心に聞くのは大変難しいことですが、本章ではそのコツを伝授します。

No. 15

チャレンジできる子は与えられすぎない

「子どもに何ができるのか」という思いは、子を思うからこその温かい思いです。しかしこの思いは、「子どもにしてあげる」といった、一方的に与えるかかわりになりやすく、**このかかわりが続くと、子どもの主体性は損なわれてしまいます**。

与えられ続けた子どもは「自分はいつもしてもらってばっかり……」と、自分自身では何もできないという大きな無力感を覚える可能性があることも忘れてはいけません。この無力感は、子どもの行動に大きく影響します。本来であれば自分の力ででききることでさえ、**「自分は何もできない」という無力感から、新しいチャレンジに踏み込むことができなくなってしまう**ということも起こり得ます。

さらに、チャレンジできない様子を見た大人が、「自分は子どもに何ができるのだろう」と思い悩み、再び子どもに一方的に与え続けるという負のループに入って、お互いに苦しい状況になるかもしれません。

だからこそ、「子どものために何をするのか」を考えるときには、**「子どものために何をしないのか」も考えてほしい**のです。「制服の準備はするけどそれ以外の準備は子どもに任せる」といった感じで、「ここまではやるけどこれ以上はやらない」という境界線を考えるのもよいでしょう。もし、境界線を考えるときは、「子どもがちょっとだけがんばったらできること」を境界線としましょう。

ただし、大人が何もしないことで子どもが失敗し、自信を失ってしまっては元も子もありませんので、**放任するのではなく、つまずきそうなタイミングで手を差し伸べてあげてください**。「自分にやらせてくれるけど、困ったときには助けてくれる」という状況は、子どもに次なるチャレンジに踏み切る勇気を与えます。与え続けることが、子どものためになるとは限らないのです。

No. 16

子どもが話を聞かないとき、大人も子どもの話を聞いていない

子どもに対して「ぜんぜん話を聞いてくれない！」とイライラしたことはありませんか？　この「話を聞いてくれない」状況ですが、実は子どもも同じように大人に対して「話を聞いてくれない」と思っていることが結構多いのです。

なぜこのような状況が発生しているのかというと、**「子どもも大人もお互いに話したいことだけを話し、聞きたいことだけを聞いている」**からです。そして、この状況が続くと、「話を聞いてもらう」という元々の目的が達成できないどころか、相手への

怒りや不満が強くなってしまい、「話を聞かない相手が悪い」と、相手を責める結果になってしまいます。

このような状況を打破するために、私は**「子どもの話を先に聞くこと」**を提案します。これは子どもに対して「話を聞いてくれない」と感じたときに、一度立ち止まって「子どもの話を聞く側に回る」という方法です。この方法のよい点としては、子どもの話を先に聞くことになるので、**「自分のことをわかろうとしてくれている」という姿勢が子どもに自然と伝わる**ことです。

これは一種の「引き」の対応で、互いに冷静さを欠いている状態では非常に有効なコミュニケーションだといえます。しかし、この「引き」の対応は、場の雰囲気を読み、**自分の感情をコントロールして行動しなければならないため、子どもからすればなかなかにレベルの高い対応**になります。だからこそ、子どもよりも経験豊富な大人が、先に「引く」対応をしてほしいのです。

お互いに「聞いてくれない」と思っているということは、大人にも子どもにも、伝えたいことがあるということでもあります。これは互いに理解し合えるチャンスだとも言えます。

No. 17

子どもの話を聞く極意は「子どもの話を聞くこと」

「当たり前のこと言ってるけど、この人大丈夫？」と思ったそこのあなた。実はこれが本当に難しいんです。日々たくさんの子どもに接している私でも、胸を張って「子どもの話を聞けています！」と言えません。P16の㋚でもお伝えしたように、我々大人はどうしても子どもの話を遮ってしまう傾向にあるからです。

基本的に、私たち大人は子どもと比べて経験や知識が豊富なので、**無意識下で子どもの話を審査するような感覚で聞いてしまう**のです。「その言葉は適切じゃない」「話が全然まとまってない」といった考えが浮かび、子どもの話を自分の話し方や価値判断と比較してしまう。その結果、「でも、」「だから、」「だって、」「それはね、」と子どもの話を遮ってしまいます。

子どもの話に未熟なところが目立つのはたしかです。話し方も、語彙も、話のまとめ方も下手かもしれません。けれど、その子はこれまで育んできた、今ある力を持ってあなたに話をしているのです。そして、**あなたと会話をしている最中にも成長しています。**

だからこそ、子どもの話を遮る言葉やまとめる言葉は一旦封印して、子どもの話を自分の話し方や価値判断と比較せずに最後まで聞いてほしいのです。話している子ども自身も、「自分の話って変じゃないかな」と思っているかもしれないのですから。

そしてもし、「どうしても話を遮ってしまう」という方がいらっしゃったら、**「この会話によってリアルタイムで成長している子どもの姿を目の前で見ることができている」**と考えてみるのもひとつの手です。子どもの話を遮らずに聞くことで、子どもが話すことの楽しさに気づくかもしれないのですから、ぜひとも子どもの話を最後まで聞いてあげてください。

No. 18

からまった紐をイメージすると聞き上手になる

看護師として新人の頃、私は子どもの話を聞いていて、「また話が脱線したな……」「結局何を話したかったんだ？」とそのまとまらなさに何度も頭を抱えていました。当時の私は、「要するにこういうこと？」と強引に話をまとめたり、「〇〇について聞かせてほしいんだけど」と無理に情報を聞き出そうとする暴挙に出ていたのですが、今ではまったく違う視点から子どもの話をていねいに聞けるようになりました。

先述の通り、子どもは「話す」経験を積み重ねている途中なので、大人のように起承転結を意識して流暢に話すことは難しいです。しかし、私たち大人はそれをつい忘れて、**「このくらいは話してもらわないと」と、無意識のうちに子どもに期待してしまいます。**その結果、先ほどの私のような、「子どもの話を強引に聞く」という状況が発生してしまいます。そうなると、子どもは話すことに対してネガティブなイメージを持ってしまいかねません。なので私は、**話がまとまらない子の話を聞くとき、からまった紐をイメージしながら聞く**ようにしています。

イメージしてほしいのですが、からまっている紐を見て、「よくわからないから、とりあえず引っ張ってみよう」と強引に引っ張ると、見かけ上はまっすぐになりますが、結び目がきつく残って後々ほどけなくなってしまいますよね？　このイメージを子どもとの会話に置き換えると、**大人が子どもから強引に話を聞こうとすればするほど、子どもが本当に伝えたいことは伝わらず**、その子に「理解してもらえなかった」という気持ちを残す可能性があるのです。

そして、その気持ちを解きほぐすことはなかなか難しく、時間がかかってしまう。だからこそ、その子の背景に関心を寄せ、からまった紐をていねいにほどくように、じっくりと時間をかけて子どもの話を聞くことが大切だと思うのです。

No. 19

子どもがよく使う言葉は「多義語」かもしれない

私が新人だった頃、とある子ども（C君とします）の言動に困っていました。

当時小学生だったC君は毎日病院内の学校に出席していましたが、ある日突然休むようになりました。授業の時間になってもベッドから出てこず、登校の時間であることを告げる看護師に「イヤだ」とだけ言って布団に潜ってしまいます。さらに困ったことに、**「休んでもいいんだよ」と看護師から提案しても、同じようにC君は「イヤだ」と答える**のです。正直な話、C君の「イヤだ」に対して「どっちなのよ！」と苛立ってしまいました。

翌日、何気なく「学校ってめんどくさいよね」とC君に話しかけてみました。すると、C君は目を見開いて「そうだよ！　マジでめんどくさい！」と、こちらが驚くほどの大きな反応を示したのです。そこから話をさらに聞いていくと、浮かび上がってきたのは、C君が抱えていた宿題に対する不安でした。C君は前日に宿題をするのを忘れてしまい、登校直前になってそれを思い出したそうです。**「先生になんて言われるのか怖い」「どうしたらいいんだろう」「宿題をやれなかった自分にイライラする」**こんな気持ちが集約されての「イヤだ」だったのです。

C君が発した「イヤだ」もそうですが、**子どもが発する「イヤだ」には、私たち大人が想像するよりももっと多くの意味が含まれています。**

子どもからの言葉を言葉通りに捉えるだけでは、子どもが本当は何を感じ、何に困っているのかが見えなくなります。子どもの語彙はまだ少ないですが、大人と同じようにさまざまな感情を持っていることも、またたしかなのです。

実際に子どもから「イヤだ」を連発されたら、聞いたほうはよい気持ちはしないですが、その子はあなたに「イヤだ」と言えていることを忘れてはいけません。「イヤだ」と言えたことを認めた上で、「イライラしているように見えるんだけど、何か困っていることがあったりする？」と、その子の気持ちを代弁する形で言い換えてみるのもよいと思います。

今の例で出てきた「イヤだ」以外でも、私は子どもから**何度も発される言葉は多義語（複数の意味を持つ言葉）である可能性が高い**と思っています。

左のページには、私が児童精神科の看護師として子どもたちからよく聞いてきた、「イヤだ」「めんどくさい」「もういい」「死にたい」という４つの言葉の裏にある気持ちを表にしてみました。それぞれの言葉の裏には、正反対の気持ちや、ＳＯＳ、困りごとなどが隠れていることがおわかりいただけると思います。

これらはほんの一例ですので、表に載っていない気持ちを持っていることもあるということを、忘れないでもらえたらと思います。大切なのは、この表の中から子どもの気持ちを探るのではなく、この表の中にあるような気持ちを子どもが抱えているかもしれないという思いを持ちながら、**子どもの言葉の裏にある気持ちを一緒に考える**ことです。その作業を通して、子どもが自分の感情に気づけるかかわりが大切だと思います。

子どもがよく使う4つの「多義語」

イヤだ

裏にある気持ち

- 不安だ
- 怖い
- 疲れてる
- そばにいて
- 困ってる
- 助けて
- イライラする
- イヤじゃない
- 甘えたい
- 話したい

など

POINT

子どもから「イヤだ」を聞いたとき、私は「イヤだ」と言えたことを認めた上で、その子が何を感じているのかに集中して話を聞いています。

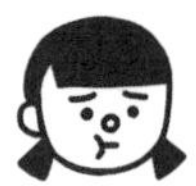

めんどくさい

裏にある気持ち

- 怖い
- むかつく
- 自信がない
- 不安だ
- 困ってる
- 悩んでいる
- そばにいて
- がんばりを認めて
- 自分はダメだ
- 消えたい

など

POINT

子どもの「めんどくさい」はSOSかもしれません。どうかめんどくさがらずに、子どもの「めんどくさい」を受け止めてあげてください。

もういい

裏にある気持ち

- 助けて
- 怖い
- 不安だ
- 消えたい
- 嫌いにならないで
- 見捨てないで
- がんばりを認めて
- 自分はダメだ
- ダメな自分も認めて

など

POINT

子どもの「もういい」は、大人を苛立たせやすい言葉です。しかしその裏には、言葉にならない複雑で純粋な子どもの気持ちが隠れているのです。

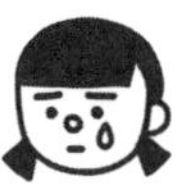

死にたい

裏にある気持ち

- 死にたくない
- 認めてほしい
- ひとりにしないで
- 自分が嫌だ
- 甘えたい
- 話がしたい
- 助けて
- むかつく
- 寂しい

など

POINT

子どもから「死にたい」と聞いたとき、「死にたい」気持ちを認めて受け止め、どうしてそう感じているのかに心を寄せて、話を聞いてみます。

No. 20

「言いたいのに言えない」子ども側の事情

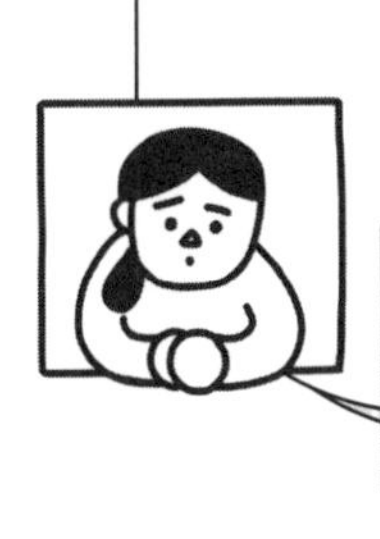
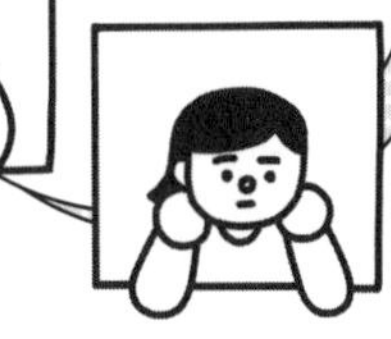

子どもと大人の気持ちはよくすれ違います。子どもが何も語らずに黙っているとき、大人は「話さないとわからないよ？」と語りかけがちです。しかしそのとき、子どもは**「話せないんだよ。わからないの？」**と感じているかもしれません。

なぜこのようなすれ違いが起きるのでしょうか？　その原因のひとつとして、**私たち大人が「子どもの言葉を待てない」**ことがあると思うのです。大人は、自分の気持ちを言葉で伝えて、その言葉を受け取ってもらったという経験を積み重ねているので、

「言葉で伝えることの大切さ」を理解しています。しかし、子どもは言葉でやり取りする経験を積んでいる真っ最中なので、言葉にする前に「これ言ったら怒られるかな」「迷惑かけちゃうかもしれないな」と考え、**自分の言葉が変に伝わってしまわないか怖くなり、「言いたいのに言えない」**状況が発生します。

それに加え、自分の気持ちを適切に表現する言葉を知らなかったり、大人から言葉を求められるプレッシャーに圧倒されているなど、子どもながらに言えない理由や背景があります。それを理解し、私たち大人には、子どもの言葉を待つ姿勢が求められるのではないかと思うのです。

大人は「言えるけど言わない」ができます。しかし、子どもは「言いたいけど言えない」のです。もし、子どもから言葉が返ってこなかったら、「話さないとわからないよ？」と子どもの言葉をせかすのではなく、**「話せないの、つらいよね」と共感しながら子どもの言葉を待ってみましょう。**そして、子どもが自分の思いや感情を言葉にすることができたときは、その言葉を否定せずに受け止めてあげてください。そうすることで、子どもは「自分の言葉には価値がある」と実感し、「言葉で伝えるって大切なんだな」と思えるようになるのです。

No. 21

子どもの話を聞きたいなら受け身ではいけない

子どもの話を聞く上で、傾聴力が大切なのは言わずもがなです。しかし、傾聴力だけでは子どもの話を聞くことはできません。なぜなら、子どもの話を聞く場面をつくらなければ、子どもの話を聞けないからです。だからこそ私は、**「子どもの話を聞きに行く力」**が大切だと思うのです。

子どもにとって、「誰かに話しかける」って結構勇気が必要なことです。大人と違い、誰かに声をかけたり相談してきた経験が少ないので、たとえそれが親相手であったとしても、**「今忙しくないかな？」「こんなこと話しても大丈夫かな？」**と、自分から話しかけることに躊躇しやすい面があります。そんな背景があるからこそ、大人のほうからも子どものところに行って、声をかけてほしいのです。

では、子どもの話を聞く場面を多くつくり、子どもの話を聞きに行く力を伸ばすにはどうしたらよいでしょうか。

私のおすすめは**「子どもの得意分野について本気で質問する」**という方法です。「絵を上手く描きたくて」、「サメの弱点を知りたいんだけど……」のような感じで、子どもが得意としていることに関して本気で質問や相談をし、会話のきっかけをつくるのです。その中で、子どもの困り事をさりげなく聞いてみるのもよいでしょう。ただし、強引に子どもの話を聞き出そうとするのは避けてください。私たち大人と同じように、子どもだって話したくないときはありますので、子どもから「話したくない」と言われたら、潔く身を引きます。

このように、子どもの話を聞く力には、「子どもの話を積極的に聞きに行く力」が含まれます。「子どもの話をどうやって聞こう」を考えることと同じくらい、**「子どもの話をどうやって聞きに行こう」と考える**ことが重要なのです。

No. 22

大人の「教えて！」が子どもの自信を育てる

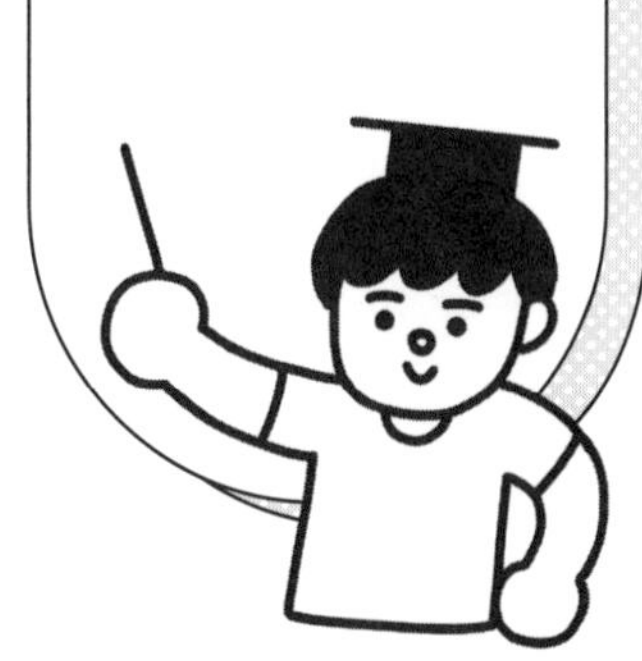

どんなときでも全力で遊び、楽しみ、悔しがる。
周りの目を気にせず、自分の好奇心に従って行動する。
このような子どもの姿を見て大人が心を動かされることってありますよね。それはきっと、**子どもの頃はできていたことが、大人になった今となってはできなくなっているいることに気づかされるから**なんだと思います。
子どもの姿から学ぶことは大切なのですが、それだけで終わるのはもったいない！

もし、あなたが子どもの姿を見て学んだのであれば、**その子から直接指導を受けること**を強くおすすめします。

方法はシンプルで、子どものそばへ行き、**「○○なところが勉強になったんだけど、意識していることとや、コツとかってあるの？」「なんでそんなふうにできるの？」**と、子どもに直接指導をしてもらいたいと真剣にお願いするのです。こうした姿勢は大人だけではなく、子どもにも大きなメリットがあります。それは、「その子が自分のすばらしい部分に気づける」という点です。

子どもから見た大人は、自分よりも経験豊富な「たぶん自分よりもすごい人」に見えています。その「すごい人」から、急に「あなたのやっていることを教えてください」と言われたら、「自分のしてることってなんかすごいのかも」と、その子が気づいていないすばらしい部分を、その子自身が感じられます。さらに、**「大人に認められた」というすれしい事実**も残ります。こういった、少し恥ずかしくもうれしい気持ちが、その子にとって大切な要素になります。

ぜひ、子どもの素敵な姿に心を動かされたら、真剣に「教えて！」とお願いしてみましょう。大人のそんな姿勢が、子どもの自信を育む手助けになるのです。

No. 23

「よくわからないけど」は子どもの心を閉ざす枕詞

子どもが発する話題は、大人にとってなじみがなく、理解しづらい場合が多いものです。それで私たち大人はつい「よくわからないけど、そうなんだ」と相槌を打ってしまうことがあります。実はこの言葉、**子どもには否定的に捉えられてしまう**可能性があり、注意が必要です。

そもそも、子どもが熱心に話しているということは、あなたに対して、「この人ならこの話を理解してくれるかもしれない」と期待して話している可能性が高いです。そんな子どもにとって、「理解してくれるかもしれない」と期待している大人からの「よくわからないけど、そうなんだ」という言葉は、かなり衝撃的に聞こえます。「この人、この話をわかろうともしてくれないんだ」とネガティブに捉え、「もうこの話題は出さないようにしよう……」と心を閉ざしてしまうかもしれません。

では、代わりになんと言えばよいのでしょうか。本章で何度かお伝えしてきたように、**「その話、教えてほしいな」**と、子どもに教えてもらう姿勢で声をかけるのが私のおすすめです。この言葉は、子どもの話を前のめりに聞こうとする大人がいるというポジティブな事実を伝えることができる上に、**子どもが大人に教える機会を自然につくり出すことができる**、まさに一石二鳥の言葉です。

大人である私たちが、子どもの話を適当に聞いてしまうことがあるのは事実でしょう。しかし、あなたに向けて子どもが熱心に話しているときこそ、**子どもの興味・関心を、子どもの目線から学ぶことができるチャンス**です。何かを一生懸命話している子どもに、「その話、教えてほしいな」と伝えたら、きっとその子は目を輝かせて、あなたがまったく知らない世界を力強く語ってくれるはずです。

No. 24

子どもの話を「即メモ」するメリット

「このキャラクターがすごいんだよ！」「この時刻表は完璧につくり込まれてるんだよ！」。このような「子どもは知っているけど自分は知らない話」を聞いたときに、どのように返すのが子どもにとっていいのでしょうか。「よくわからないけど」と相槌を打つのは避けたほうがよい、というのはP68〜69でお伝えした通りです。

私のおすすめは、**「即メモ＆当日調べ＆翌日提出」**です。

例えば、子どもがあなたにウルトラマンの話をしたとします。最近のウルトラマンは過去のウルトラマンたちの力を結合することができる事実を初めて知ったのであれば、知ったかぶりをせずに、「え!? 今のウルトラマンってそんなことになってるの!?」と驚きながら子どもの目の前で即メモを取ってください。そして、メモに書いたことをその日に調べ、翌日には調べた結果をその子に報告するのです。これが「即メモ＆当日調べ＆翌日提出」の流れなのですが、この行動によって生じる大きなふたつの効果をご紹介します。

ひとつは、**あなたが子どもから「知ったかぶりをしない大人」と認識される**という効果です。自分の知らないことを素直に「知らない」と言える大人の存在を感じると、子どもは「この人はたぶん敵じゃない」という安心感を得ます。

そしてもうひとつは、**「自分の知っていることを知ろうとする大人」の存在をその子が実感できる**という効果です。自分の興味に興味を持とうとする大人の存在は、その子にとって大きな出会いとなります。

子どもが得意げに語っている話題があったとしたら、それは大きなチャンス。知ったかぶりをせず、子どもの話を聞く大人の姿を見せることで、子どもが安心するのであれば、試さない手はないですね。

No. 25

「見守る」のはとんでもなく高いスキル

私は「お子さんを見守ってください」という言葉を聞くたびに、「それ、めっちゃ難しいからね!?」と心の中で叫んでいます。この本を手に取り、ここまで読み進めてきたみなさんであれば、「子どもを見守る」ことがどれだけ難しいかを理解しているのではないでしょうか。

この「見守る」という言葉ですが、人によって大きく解釈が異なるので、私なりの「見守る」の定義を次に示します。

「子どものピンチにはすぐに飛んでいく準備と覚悟を持った上で、子どもの主体性を認めて、信じて、手を貸したい気持ちをグッとこらえる。これを何度も繰り返す」。

いかがでしょうか？「そうだ！　見守るって大変なんだよ！」とうなずきすぎてアゴが擦り切れていませんか？　大げさだと言われるかもしれませんが、子どもを見守るって本当に難しいのです。子どもの主体性や想像力、自己コントロール力などを育む上で、大人が子どもを見守ることが重要なのは間違いありません。しかし、私は**「見守る」側の大変さが、もっと取り上げられてもよい**のではないかと思うのです。

ハラハラしながらよちよち歩きを見守り、ドキドキしながら公園の遊具で遊ぶ姿を見守り、ソワソワしながら学校に向かう我が子を見守る……。こんな大変な毎日を送っているあなたは控えめに言って最高です。だからこそ、子どもを数分でも、数十秒でも見守ることができたときは、子どもだけでなく自分で自分を褒めてあげてください。そのくらい、あなたはとても難しく、すばらしいことをしているのですから。

支援者としても、保護者の方に「お子さんを見守ってください」と伝えるだけではなく、**「見守るって本当に難しいですよね……」と、子どもを見守ることの難しさについて一緒に悩む**、そんな姿勢が大切だと思っています。

No. 26

「子どもの人生の中に自分がいる」と考える

「子どもの人生の中に自分がいる」という考え方は、自分を犠牲にして子どもの人生を最優先にするという考え方ではありません。むしろその逆で、**自分の人生も子どもの人生も大切にする考え方**だと、私は思っています。

例えば、子どもが学校で暴力を振るったとします。この状況で、「自分の人生の中に子どもがいる」という意識が強いと、「この子に暴力を振るわせてしまった」と、子どもの行動上の問題を自分自身の問題だと捉えやすくなってしまいます。そうなると、

「私がこの子をなんとかしなきゃ」と問題をひとりで抱え込み、子どものことについて誰にもSOSを出せなくなってしまいます。そのような事態にならないためにも、私は**「子どもの人生の中に自分がいる」**と考えることをおすすめします。

これは、「子どもの人生だから放っておく」ということではありません。**子どもの人生に関心を向けつつ、子どもがどのように育ちたいのかを尊重する**ということです。この視点を持つと、「この子はどんな感じで育ちたいと思っているのか?」「自分の立場では何ができるだろうか?」と、子どもを主役にした問いを思いつきやすく、結果として落ち着いた状態で子どもとかかわることができます。

さらに、大人が子どもとのかかわりや関係性を客観的に捉えられるようになるため、**「この子を支えられる人は自分以外にもいる」**という事実に気づきやすくなり、**「子どもを支えている自分自身も誰かに支えられる必要がある」**ということにも気づくことができます。

あなたの人生も、子どもの人生も、それぞれに唯一無二の価値があり、尊重されるべきものです。自分ひとりで抱え込むのではなく、自分以外の人とともにその子を支えていくという考え方が大切だと思います。

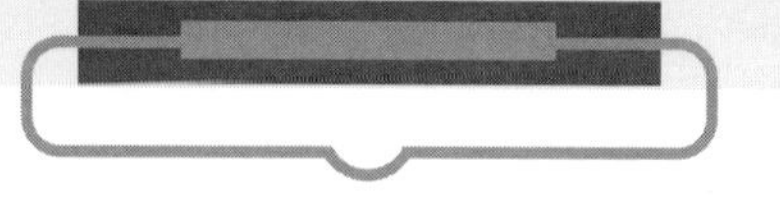

Column 2

子どもが「あの人の話、おもしろい」と思う大人とは?

子どもたちに「あの人の話、おもしろい」と言われる看護師がいますが、よくよく観察してみると本人はほとんど話をしていないことが多いものです。「何を言ってるの？」と思われるかもしれませんが、それなりの理由があります。

Chapter 2で書いてきたように、子どもの話は要領を得ず、脱線することも多く、大人にとっては重要でないと感じてしまう話題も多いので、正直なところ話を聞くだけでも結構大変です。しかし、そこで子どもの話を遮って大人が会話の主導権を握ってしまうと、子どもは「この人はちゃんと話を聞いてくれない」と強く感じます。

逆に、子どもに話の主導権を握ってもらう姿勢の看護師は、子どもから「この人はちゃんと話を聞いてくれる」「自分の話に反応してくれる」と思われやすいです。この場面では、実際にたくさん話しているのは子どものほうなのですが、「ちゃんと話を聞いてくれる」という安心感が、「あの人と話してみたい」という好奇心に変わり、さらに会話を重ねることで結果的に「あの人（の話）おもしろい」という好感に変化していくのかなと感じています。

子どもの話を遮らず、大人がインタビュアーになって話の主導権を子どもに握らせるのは、簡単そうでいて難しいものです。しかし、どんな話でもきちんと聞くということは、間接的にその子の存在を認めているということです。子どももそれを感じているからこそ、「あの人の話、おもしろい」という言葉には、「あの人はちゃんと話を聞いてくれる」という感謝と信頼の意味も含まれることが多いのでしょう。

Chapter 3

子どもとのコミュニケーションをおざなりにしないで

子どもとのかかわりで大人がついやってしまう、けれど子どもの心を守るためには避けたほうがよい言葉や行動を、子どもと大人の違いに焦点を当てながら解説します。あくまで「知っておいてほしいこと」なので、ここに書かれたことをしていたからといって、ご自身を責めないようにしてくださいね。

No. 27

大人の不機嫌は子どもをいい子にさせる

大人の不機嫌は子どもをいい子にさせます。これは、私が児童精神科病棟での臨床経験を10年経た上で実感していることです。

みなさんに注目してもらいたいのは、いい子に「させる」という部分です。つまり、「大人が不機嫌になると子どもは自然といい子になる」ということではなく、**「大人が不機嫌になると子どもはいい子にならざるを得ない」**ということを私は言いたいのです。

例えば、子どもが不機嫌な様子で床にものを投げつけた場面を見たとき、みなさんだったらどのように考えるでしょうか？　きっと不機嫌になっている理由を考えるはずです。「友達とケンカしたのかな？」「先生に怒られたのかな？」「テストの点があんまりよくなかったのかな？」など、いろいろな可能性を考えた上で、「何かあったから、この子は今、不機嫌なのね……」と思うのではないでしょうか。

では、大人と子どもの立場が逆だったらどうでしょう？　大人が床にものを投げつけたとき、子どもは大人と違って「誰かとケンカしたのかな？」などと想像することはできません。真っ先に**「自分が悪いことをしたんじゃないか」と思い込んでしまう**ことが多いのです。どうしてでしょうか？　実はこの違い、大人と子どもの心の成熟度の違いによるものです。

ここでちょっと変なことをお聞きしますが、あなたは私とは別の存在ですね？　そして、あなたはあなたと一緒にいるお子さんとも別の存在ですね？　つまり、あなたは「自分はほかの誰でもない唯一無二の存在である」と認識しています。

この「自分は唯一無二の存在である」という認識は、Ｅ・Ｈ・エリクソンが提唱した心理社会的発達理論の中で「アイデンティティ」と呼ばれ、このアイデンティティの獲得が青年期（目安は13～22歳ごろ）に達成されるべき発達課題であるとされています。

つまり、22歳以下、特に子どもは「自分は唯一無二の存在である」という認識がまだ十分にできていないということです。我々大人はアイデンティティが確立されているため、「私は私、あなたはあなた」と、自他の境界をはっきりと区別することができ、子どもの不機嫌な様子を見たとしても、「この子の不機嫌はこの子の不機嫌」と捉えることができます。

しかし、これからアイデンティティを確立していく子どもは、自他の境界をはっきりと区別することができないため、目の前の大人の不機嫌をあたかも自分の問題かのように感じ、**「自分が悪いことをしちゃったから不機嫌になっているのかも……」**と思い込むことがあるのです。その結果、「怒られるかもしれない」「見捨てられるかもしれない」といった不安や恐怖を感じてしまいます。

この状態になると、子どもは「大人から不機嫌を向けられている」という、とってもイヤな状況を回避しようと、一生懸命大人のためにがんばります。それが周りからは「いい子」に見えるのです。しかし実態は、大人の不機嫌によっていい子にさせられているという苦しい状況に置かれているわけです。

これが、「大人の不機嫌が子どもをいい子にさせる」大まかな流れです。

問題はもうひとつあり、大人の不機嫌が結果的に子どもをいい子にさせているため、**「不機嫌を使うと子どもが言うことを聞いてくれるようになった！」**と、大人側の間違った成功体験が積み重なってしまうことがあります。これにより、大人が「次もまた不機嫌を使っちゃおう」と考えて、子どもとのかかわりに頻繁に不機嫌を使うようになると、たとえ大人が上機嫌であったとしても、「今、不機嫌じゃないかな？」「これから不機嫌になりそうかな？」と子どもは常に大人の顔色をうかがいながら自分の行動を決めるようになってしまいます。判断基準が自分ではなく他者になってしまう状態ですね。こうなると、子どもと大人の対等な関係性が崩れ、**「おびやかす／おびやかされる」関係**に変わってしまいます。

だからこそ、大人のみなさんには、目の前の子どもがいい子に見えたときこそ、「自分は不機嫌を子どもに向けていないかな？」と自分に問いかけてほしいのです。そして、自分が子どもとのかかわりに不機嫌を使っていないか、定期的にセルフチェックしてほしいと思います。もしも「不機嫌な感じを出しちゃっていたな」と反省したら、子どもに対して誠実に謝りましょう。間違ったことをしたらきちんと謝る大人の姿は子どもにとって糧となりますし、子どもは「大切にされている」と感じられるでしょう。

No. 28

子どもは「言葉の温度」にとても敏感

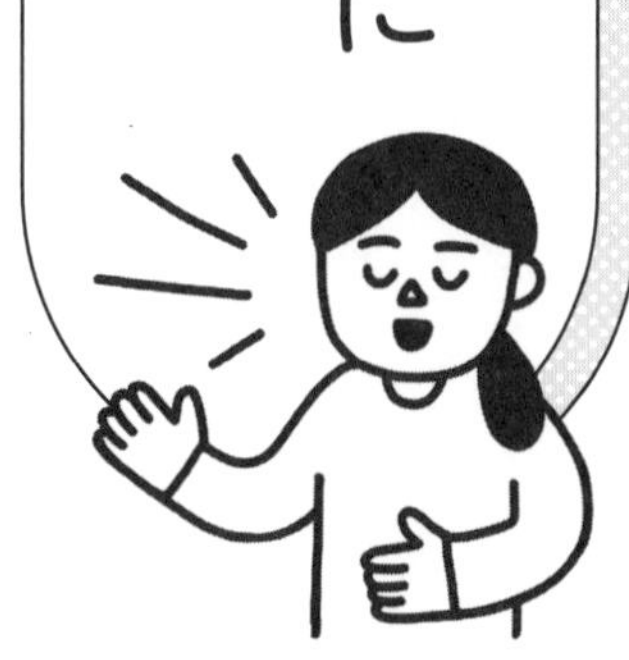

「へ～」「それで？」「すごいね」「何それ？」などの言葉は、日常会話でよく使われますが、私はこれらの言葉を子どもに言うとき、声の出し方に結構こだわっています。

試しに「何それ？」と、声に出してみてください。抑揚なく語尾を下げる感じで「何それ？」と言うと冷たい印象を与え、逆に抑揚をつけて語尾を上げる感じで「何それ？」と言うと温かな印象を与えることが実感できますよね？　日常的に使われるこれらの言葉は、**声の出し方ひとつで「冷たい言葉」にすることも、「温かい言葉」に**

することもできるのです。

子どもは周りからの評価をすごく気にします。特に「児童思春期」（小学生〜高校生の時期）の子どもたちは自分自身のアイデンティティや価値観を確立していないため、**「周りからの評価が自分のすべて」**と感じやすく、自分が否定的に評価されることを避ける傾向にあります。

そのため、直接的なコミュニケーションである会話において、「自分は変なこと言ってないかな」と考えたり、空気を読んで、大人からの冷たい言葉に敏感に反応してしまうのです。そんな中で大人から冷たい言葉を受け続けると、子どもは会話を苦痛に感じ、話すことを避けるようになってしまいます。逆に、温かい言葉を受け続けると、子どもは**話している大人に対しても、話すという行為に対しても、安全と楽しさを感じながら話すことができます**。すると、会話に対するポジティブな感情が生まれ、「また次も話したい」と自ら話をするという行動も増えやすくなるでしょう。

子どもたちに言葉からも温かさを感じてもらうきっかけをつくることができるのは、子どもよりも会話の経験が豊富な私たち大人です。だからこそ、私は声の出し方にいちいちこだわってしまうのです。

No. 29

いい言葉も悪い言葉も子どもは自分に向けてしまう

子どもは他者からの影響を受けやすく、あまり使ってほしくない言葉を友達や動画、そして大人であるあなた自身から覚えて使うことがあります。しかし、実はその影響は深く、**子どもが自分自身に向けて使う言葉にもなり得ます。**

例えば、「デブ」「バカ」「死ね」などの言葉を、子どもが自分自身に向けるとどうなるでしょうか？　自分の体型を気にしている子が、「お前はデブだな」と自分の容姿を自分で否定したり、勉強に自信がない子が、「お前はバカだな、死ねよ」と自分の能力や存在を自分で否定しかねません。

こういう風に言うと子どもとの会話が怖くなってしまうかもしれませんが、一方で、**大人が使う言葉次第で、子どもが自分で自分を励ませる**ようにもなります。

例えば大人でも、「自分ってダメだな……」と落ち込むことがあると思います。そのときに必要なのは、「自分を肯定する言葉」ではないでしょうか？「お疲れさま。あなたは本当によくやってるよ。あなたは最高だ」「ちょっとがんばりすぎじゃない？休んでもいいんだよ？」と、自分をねぎらい、励まし、休ませるような言葉です。

そんな「肯定的な言葉」を、普段から子どもに向けてどんどん使ってほしいのです。肯定的な言葉をよく使う大人とたくさんかかわった子どもは、困難な壁にぶち当たったときに、**「大丈夫、君は最高なんだから」と自分を奮い立たせ、新しいチャレンジに臨める**かもしれません。つらく、苦しいときには、「君はよくやってるよ。ちょっとくらい休んでもいいんだよ？」と自分をねぎらい、無理をする前にしっかり休むという判断ができるようになるかもしれません。

だからこそ、あなたが大切に思っているその子に言ってほしいのです。**「本当によくやってるよ、君は最高だ」**と。

No.30

子どもへのイライラがおさまる魔法の言葉

この仕事をしていると、よく「子どもにイライラすることってあるんですか?」と聞かれるのですが、私はその都度「3兆回くらいあります」と答えています。

朝の準備や夕飯づくりなどの忙しい時間帯に限って何度も話しかけてきたり、明日提出する保護者用のプリントを寝る直前に出してきたり、スマホばかり見て話をぜんぜん聞いてなかったり……。私も神様ではないので、こんな場面に出くわすともれなくイライラしてしまいます。

そんな私が言うのもなんですが、**イライラはけっして悪い感情ではありません。**というのも、そもそも感情に「よい」「悪い」という区別はないからです。

ただし、P78～81もお伝えしたように、不機嫌やイライラを怒りとして子どもに向けてしまうと、**子どもが大人の顔色をうかがって行動するようになるなど、悪い影響を与えてしまうのは間違いありません。**その上、大人自身が子どもに怒りを向けた自分を責めることにもなりかねません。そうならないためにも、子どもにイライラした場面で手軽に行えるイライラへの対処法を紹介します。

例えば、仕事から帰って夕食を用意し、子どもに夕食ができていることを伝えたとします。しかし、子どもはゲームに熱中していて、まったく耳を貸してくれません。このような状況でイライラをおさめて冷静になるためには、まず物理的に距離を取ることです。子どもがゲームに熱中している姿を見ることでイライラしているので、**イライラの対象である子どもが見えないところまで移動する**のです。可能であれば、別の部屋に移ったほうがより効果的でしょう。

そして、ここからが重要なステップです。子どもの姿が見えなくなったタイミングで、**「心は鬼にしても、言葉は鬼にしない」**と心の中で3回唱えてみてください。「何それ？」と思われるかもしれませんが、結構真面目に言っています。この「心は鬼にしても、言葉は鬼にしない」という言葉は、1回唱えるのに約2秒かかります。つまり、3回唱えると大体6秒以上は経過していることになります。

この**「たった6秒」が大切**なのです。6秒であっても、「心は鬼にしても、言葉は鬼にしない」と唱えることで、強制的に自分の気持ちに意識を向けることができます。その結果、一時的ではありますが、子どもと精神的な距離を取ることができ、怒りが頂点に達しにくくなるのです。

この方法がどの状況でも必ず効果を発揮するとは言い切れませんが、私の経験上、**子どもと衝突する回数は確実に減らせる**と実感しています。

言葉を鬼にして子どもとかかわると、子どもが萎縮してしまい、子どもの心に大きな傷を負わせてしまうかもしれません。「あのとき、あんな言葉を言ってしまった」と後悔して自分を責める結果にならないためにも、言葉を鬼にして子どもにぶつけることを避けられる、この方法をぜひ試してみてください。唱えるのに6秒かかる言葉であればほかの言葉でもかまいません。言葉を鬼にしたところで、残るのは大きな後悔と子どもとのぎくしゃくした関係だけなのですから。

子どもにイライラしたら……

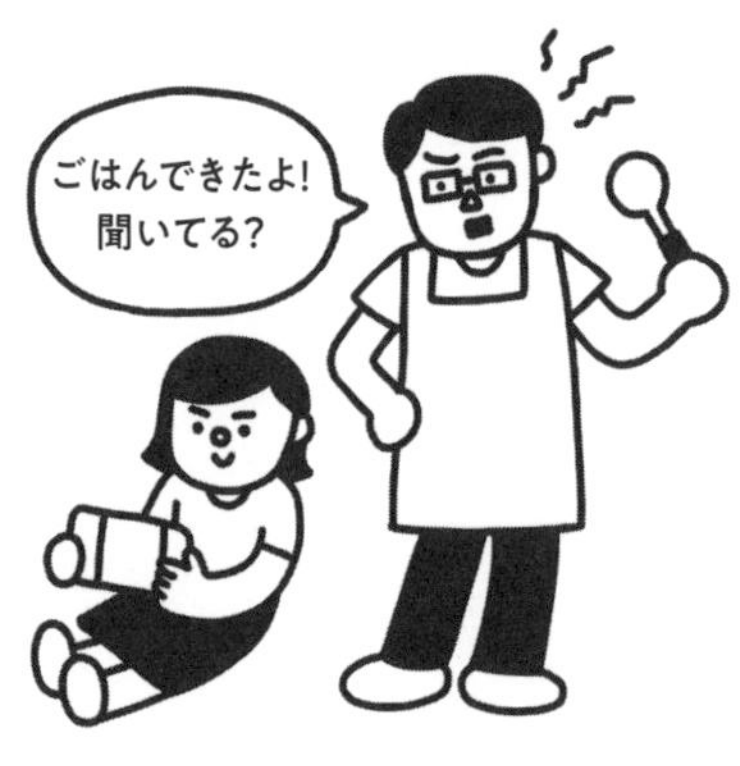

▼
▼
▼

「心は鬼にしても、言葉は鬼にしない」と心の中で3回唱える

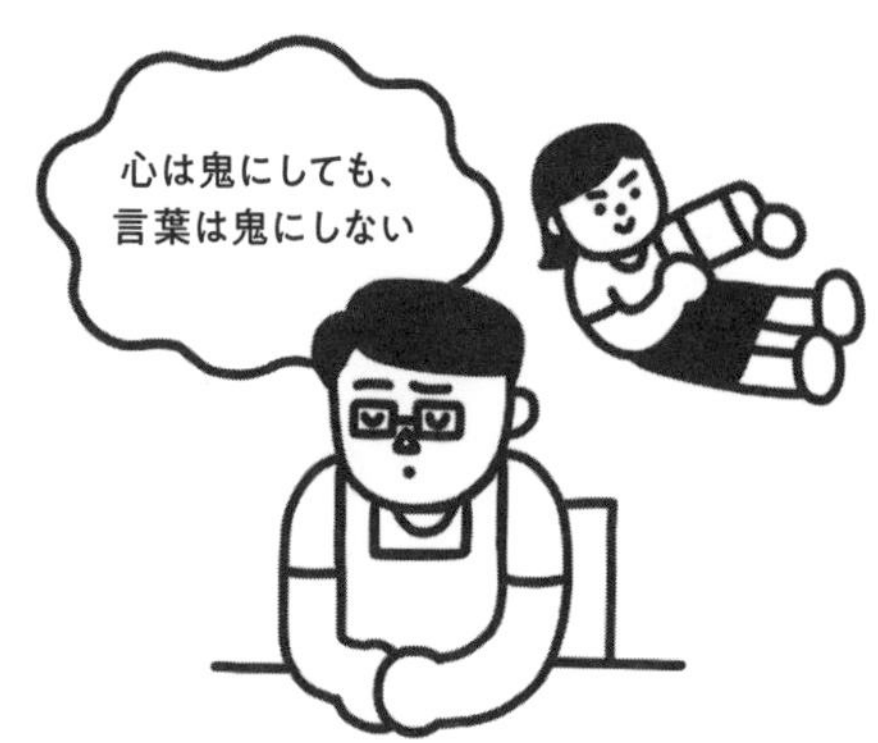

No. 31

子どもへの怒りの背景に「過度な期待」がないか

どうして子どもに対して怒りが湧くのでしょうか？　私の経験上、**子どもに対して「裏切られ感」を持った瞬間に怒りが出現しやすい**と感じています。

「自分はこれだけやっているのに、どうしてこの子は応えてくれないの」というような「裏切られ感」は、自分が持つ「子どもに対する期待」と「子どもが起こした結果」の差が大きくなったときに出現する感情です。つまり、子どもへの期待が大きければ大きいほど、「裏切られ感」が生まれやすく、それが子どもへの怒りにつながるのです。

できれば子どもに怒りたくないのはみなさんも同じだと思いますので、怒りにつながる「裏切られ感」の出現を予防する方法をひとつ紹介します。それは、P41でもご紹介した、**自分の感情に注目し、自分と対話する**という方法です。

例えば、子どもが部屋を片づけない状況に対して怒りが出てきそうになったとき、「あー、結構イライラしてるねー。まあまあ、ちょっと考えてみよう。毎日片づけるのって大人でもめんどいじゃん？　でもさ、ほら見てみなよ。あの子、お菓子の空袋はゴミ箱に捨てられてるみたいだからさ、そこは褒めてあげてもいいいんじゃない？」といった具合に、自分の感情に注目して、自分が自分に語りかけるイメージで対話をします。すると、**「怒りの種（子どもへの過度な期待）を持っていたのは自分で、それをまいていたのも自分だったのかも？」**と、怒りの正体である裏切られ感にそれとなく気づくことができます。

子どもに一切期待しないのはとてつもなく難しいですが、自分が持つ子どもへの大きな期待に気づくことはそこまで難しくありません。この方法は自分の怒りに気づくトレーニングにもなりますので、ぜひともお試しください。

No. 32

「叱ってもあまり意味がない」と私が思っているわけ

「子どもを叱ったほうがいい派」と「子どもを叱らないほうがいい派」の議論をたまに見るのですが、私は**「叱ってもあんまり意味がない派」**です。

これは「絶対に叱っちゃダメ！　叱らないほうが効果的！」と考えているわけではありません。P16の㋛でも述べたように、子どもが道路に飛び出したときなど、安全を守るためには叱ることも必要です。一方で、子どもに危険が迫っていない場面では、基本的に「叱ってもあんまり意味がないな……」と考えながら子どもと接するようにしています。

例えば、宿題をせずにずーっとスマホを触っている子に、「スマホやめて宿題しなさい！」と強く叱ったとします。おそらく、その子はスマホをやめて宿題をすることでしょう。「じゃあ叱るって効果あるじゃん！」と思われるかもしれませんが、ここからが本題です。

宿題をせずスマホを見ていた子が、強く叱られたことによって宿題に取り組んだ結果になりました。しかし、この行動は、子どもの内側からの「宿題をやろう」という思いをベースとした自発的な行動ではなく、**外側から「宿題をやりなさい」と叱られたことによって引き起こされたもの**です。つまり、「宿題をしている」ではなく、「宿題をさせられている」という思いで、宿題に取り組んでいるということです。この状況が毎回続くと、「宿題はやらされるもの」という認識が強くなり、宿題に対して強い拒否感を持つ可能性が高くなります。

子どもの行動を大人の「叱る」という行動で半ば強制的に変化させ続けると、子どもの「させられ感」を育ててしまい、**自分の力で自分の行動をコントロールしているという実感が損なわれてしまいます。**

そしてもうひとつ気を付けなければいけないことがあります。それは、**「叱ることがその子のためになる」と叱る側が思い込んでしまうこと**です。先ほどの子は、叱ることでスマホをやめて宿題を始めたので、叱った側は「言うことを聞いてくれた」と感じるでしょう。この「言うことを聞いてくれた」という感覚は、「叱ると子どもが変わった」という成功体験になり得ます。この成功体験が積み重なると、「叱ることは有効だ」という信念を強め、また次も叱るという行動をしたくなります。

しかし、子どももだんだんと叱られることに慣れてくるので、以前のように「スマホやめて宿題しなさい！」という強い言葉だけでは歯が立たなくなってきます。すると今度は、叱る側が「もっと強く叱らなければ」という思いになり、口調や言葉がさらに強いものとなって、自分は「叱っている」つもりでも、**客観的に見たら「怒鳴っている」状況になりかねません。**さらには、子どもが言葉でもなかなか言うことを聞かないようになってくると、ついには手が出てしまうことにまで発展する可能性も否定できません。

「叱る」という行為は、あくまで「子どもに行動を変えてほしい」という大人からのお願いです。落ち着いた口調で、どうしてその行動を変えてほしいのか、その行動がどのようにその子の今後に影響するのかを穏やかに伝えてほしいのです。

こういった話をすると、「まずは言うことを聞かせることが大切だ」「子どもに好き勝手させるのか」というご意見をいただくことがあります。しかし、子どもの力を信じているのであれば、まずは「さとす」という方法をとるべきではないでしょうか。子どもは自分で自分をコントロールする力をたしかに持っていますし、その力を今まさに伸ばしている真っ最中です。

だからこそ、**「あなたには自分の行動を自分の力で変化させる力があると思うんだ。だから今、あなたがしている行動を変えてほしいんだ」**という大人からの願いを、穏やかに伝え、さとしてほしいのです。

子どもに危機が迫っている場面では叱る必要があります。しかし、子どもが言うことを聞かないと感じた場面で、毎回叱る必要があるのでしょうか？　そして、毎回叱ってくる人の言うことを子どもは聞きたいと思うでしょうか？

できれば、「いつも叱ってる人」ではなく、「ほとんど叱らない人」になり、いざ子どもを叱る場面では、「いつもは叱らないこの人が叱ってるってことは相当マズいことしちゃったんだな……」と思ってもらえる存在になれたらいいですよね。

No. 33

忘れ物を責めるのはデメリットのほうが大きい

一度も忘れ物をしたことがない人はこの世に存在しないはずなのに、学校や支援の現場では、子どもの忘れ物に対して厳しすぎると私は感じています。「どうして忘れたんだ！」と詰め寄ったり、「次は絶対に忘れないように！」とその場で約束をさせたり。

私はこのような、**「忘れ物はよくないこと」という意識を持って子どもとかかわることをおすすめしません**。

もちろん、忘れ物が多すぎるとその子が学習に参加する機会を失ってしまうなど不利益が生じるので、子どものためを思って「忘れ物はよくない」と言ってしまう大人の気持ちも十分に理解できます。しかし、「一切の忘れ物を許さない」という姿勢は、子どもに「忘れ物は悪」という意識を刷り込み、忘れ物をするたびに「忘れ物をした自分がいけないんだ」と、自分自身を責めさせ、自己評価を下げさせてしまうことが考えられます。

「忘れ物をしない」よりも大切なことは、**「忘れ物をしたときにどうするか」「忘れない仕組みをどうやってつくるか」**ではないでしょうか？「忘れ物は誰にでもあって当然」という考えを前提として、「忘れ物をしたときにどうしたら困らないか」を子どもと一緒に考えたり、忘れ物をしたとしても、子どもが安心してさまざまな活動に参加できる環境を整えるほうが大切だと思うのです。

私たち大人は、つい「子どもが将来困らないように」と思い、子ども時代から忘れ物をしないように強く指導してしまうのかもしれません。でも、よく思い出してみてください。みなさん、忘れ物をしたことが一度もないですか？私は今朝、プラスチックごみを出し忘れました。**忘れ物をするのは子どもだけじゃないんです。**忘れ物は誰だってしてします。私も、あなたも。

No.34

子どもが言うことを聞きたくなる伝えかた

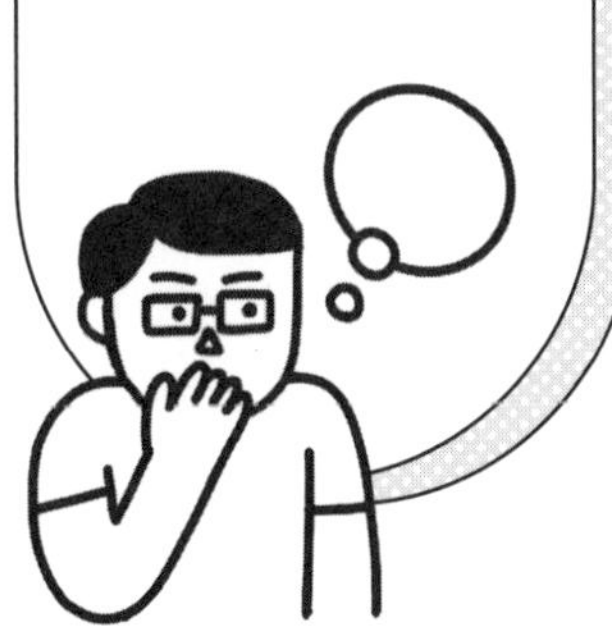

子どもに何度同じことを言っても行動してくれず、イライラしてしまうことってありますよね。そんなときは、「子どもが理解しやすい伝え方」をしているか、客観的に考えてみてください。例えば、子どもが「夜8時にお風呂に入る」という約束を守らないとき、次のように振り返ってみます。

「子どもが怖がるような強い口調で伝えてない？」

↓イライラして大きな声で話すと子どもは耳も心も閉ざしてしまい、話を聞く態勢に入れません。子どもが怖がらないように、穏やかな口調で話してみましょう。

「子どもが別のことに集中しているときに声をかけてない？」

↓「ちょっとだけ話を聞いてほしいんだけど、こっち向けるかな？」と伝え、子どもがこちらを向いたときにお願いを伝えてみましょう。

「子どもが状況を理解できる具体的な言葉を使ってる？」

↓「もう時間だから入りなさい」では、子どもはなんの時間なのかわからないかもしれません。具体的な言葉を使って「8時になったから、お風呂の時間だよ」と伝えてみましょう。

こんなふうに子どもが理解しやすい伝え方を繰り返し考えて工夫すると、子どもが理解しやすい伝え方を身につけることができるため、子どもへのイライラが減り、結果として子どもへの「何度言ったらわかるんだ！」も減っていきやすいです。

No. 35

ルールを守れないならルールのほうを変える

門限やお小遣いの使い方、スマホやゲームの使用時間などの「ルール」を子どもが守らず、「ルールを守りなさい！」と強く叱った経験は誰しもあると思います。その結果、子どもがさらにルールを守らなくなったり、隠れてルールを破ろうとして、また「ルールを守りなさい！」と強く叱る……。このつらいループですが、なぜこのような状況になっているのかを考えたとき、**「その子が守れないルールを課している」**ことが結構あります。

例えば、「中学生だから門限は夜6時にしよう」「ゲームは1日1時間にしよう」というように、どこかで見たルールをそのまま採用すると、子どもがルールを守れない可能性が非常に高くなります。

なぜなら、「なんとなく」で決められたルールは、当然ながら**子どもの今の状態に合わせたルールではありませんし、子どもの納得感を無視している**ので、子どもにとっても到底納得することのできないルールだからです。

このような「その子が守れないルール」を課すと、子どもは当然がんばってもルールを守ることができないため、「ルールを守れた」という小さな成功体験を積むことができません。それどころか、「ルールを守れなかった」という失敗体験を積み重ねてしまい、その状況が長引くと、「ルールを守れない自分が悪いんだ」と自分自身を批判するかもしれません。この反応は、**ルールによって子どもが自信を失っている状態**であり、避けるべき状態です。

「子どもがルールを守らない」と感じたとき、そばにいる大人にしてほしいのは「子どもが守れないルールを課していないか」という自問です。

そして、守れないルールを課していたことに気づいた場合は、子どもの意見を積極的に取り入れながら、「その子が守れるルール」を、子どもと一緒に新しくつくってほしいのです。

では、何に気をつけて子どもと一緒にルールをつくればよいのでしょうか。

まずは、**「どんなルールだったら守れそうか」を、お互いの意見を出し合いながら考えてみましょう**。基本的には子どもができることを中心として、ほんの一部に「少しがんばれば守れそう」といったチャレンジ的な内容も盛り込むとよいでしょう。P51でもお伝えしたように、「ここまでは親がやるけれど、これ以上はやらない」と境界線を考えるのもおすすめです。

ここで大人が意見を言いすぎたり、その子が守れそうにない厳しいルールを入れようとしてしまうと、子どもに**「どうせ大人が全部決めるんだ」**という無力感を感じさせてしまうので、かならず子どもの意見を積極的に聞き入れましょう。最初から完璧にルールを守れる子はいませんので、「ルールは徐々に守れるようになっていくもの」と、ゆるく考えながら、お互いの意見を出し合うことが大切かなと思います。

そしてルールをつくった後に忘れてはいけないのが、**「守られていないルールを放**

置しない」ことです。子どもがルールを守っていないことを知りながらも、働きかけをせずにその状況を放置することは、子どもにとっての「ルール」の価値を大きく下げてしまいかねません。ルールを一緒につくって終わりにするのではなく、ルールとその子の関係を定期的に見直す必要があります。

加えて、日々の生活の中で、**子どもがルールを守れているならば、その事実を定期的に子どもへ伝え、評価してあげてください**。ルールを守れなかったときにだけ「ルールを守りなさい！」と言われると、子どもはいやになってしまいます。ルールを守れているときにこそ、「ルールを守っている君は最高にかっこいいぜ！」といった感じで褒めましょう。このような小さな成功体験の積み重ねが、「自分はルールを守ることができる存在なんだ」と子どもの自信につながっていくのです。

ルールは子どもと一緒に考え、その子に合わせたものにすることで、初めて子どもが自発的に「守りたい」と思えるようになっていくものです。子どもの納得感を無視して「子どもが守れないルールをつくる」ということは、**「その子をルールが守れない子にする」**ということです。守れないルールを一方的につくるくらいなら、そもそもルールなんかつくらないほうがいいと思うくらいです。

No. 36

「言わなくていいこと」を我慢するにはご褒美がいる

「だから言ったじゃん」「ほかの子はできてるよ？」などのいわゆる余計なひとこと（P19の㋵）ですが、言えば言うほど子どもとの関係性が悪くなることはみなさんもご存じのはず。しかし、子どものかかわりにおいて**何かを「しない」という行動は、「目に見えないがんばり」なので、モチベーションが上がりにくい**のも事実でしょう。

そこで、「余計なひとことを言わない」という行動をゲーム化して楽しんじゃいましょう！　というのが私からの提案です。

実際に私もやっているのが、**「余計なひとことが頭に思い浮かんだけど、言わなかったら1ポイントゲット！ 10ポイント溜まったら高級アイスクリームを食べる」**という方法です。これが私の経験上、結構効果があるのです。もちろん自分用にカスタムしてOKで、10ポイントを5ポイントにしてもいいですし、ご褒美をバスボムとかにしてもいいでしょう。

ゲームを始めたら、子どもに余計なひとことを言いたくなった場面がポイントゲットのチャンスです。我慢できたら、メモ帳でもスマホでもいいので印を残しましょう。自分の設定したポイントまで到達したらご褒美ゲットです。そしてご褒美を堪能しているときは「すごくない？ 余計なひとことを10回も言わなかったんですけど？ もう国から表彰されてもいいくらいでしょ？」と自分を褒めちぎりましょう。

この方法は、**「これだけがんばったんだな」と振り返って自分を褒められる**のがいい点です。また、パートナーともポイントを見せ合い、お互いをねぎらうなんてこともできます。余計なことを言わないことで、子どもとの関係性が良好になり、おまけにアイスも食べられる。こんな方法もあるのです。子どものためにだけではなく、自分のためにも、余計なひとことを言わない工夫をしてみてはいかがでしょうか。

No. 37

子どもの立場に立つとは「自分の価値観を疑う」こと

「子どもの立場に立つこと」は、なぜ大事なのでしょうか。

それは、子どもが何を感じているのかを理解しやすくなることに加え、「子どもの視点では大人がどう見えているのか」をイメージしやすくなるため、「自分の立ち居振る舞いが子どもにどのような影響を与えているのか」がわかるようになるからです。

私は子どもの立場に立つということを、「自分の価値観を一旦わきに置いて、子どもはどんなことを感じたり考えたりしているのかに純粋に心を寄せること」だと思っています。なので、子どもの立場に立つためには、**「自分の価値観を疑う力」**が必要だと思うのです。大人は経験を積み重ねてきているので、子どもに比べてはっきりとした価値観が形成されています。その影響もあり、子どもの言動を自分の価値観に照らして、「なんでそんなことを考えるんだろう」と、否定的に捉えてしまいがちです。しかし、現代を生きる子どもの世界は、私たち大人が子どもだった頃の世界とはまた違うということを忘れてはなりません。

例えば、子どもが突然「今日から夜ごはん食べない！」と言ってきたら、みなさんは「いや、ごはんはちゃんと食べないと」と否定的な考えや言葉が出てくるのではないでしょうか。しかし、この場面で子どもの立場に立つためには、「夜ごはんは食べるもの」という自分の価値観を疑い、一旦わきに置いた上で、**「この子はどうしてこう言っているんだろう？」と、言葉の裏にある気持ちに心を寄せる**必要があります。もしかしたら、その子は「シンデレラ体重（適正体重ではなく体が細く見える体重）」について調べたのかもしれませんし、学校で容姿に関する否定的な言葉を言われたのかもしれません。このような背景がある可能性を踏まえて、「どうして夜ごはんを食べないって決めたの？」と、まずは子どもの価値観や気持ちを尋ねることが重要だと思うのです。

No. 38

子どもが言われたくない「そんなことで○○しないの」

大人が子どもに言いがちな「そんなことで落ち込まないの」「そんなことで泣かないの」といった、「そんなことで○○しないの」シリーズ。P18の㋕でも少しお話ししましたが、私はこれは避けたほうがいいフレーズだと思っています。

みなさんも仕事や家庭のことで落ち込んでいるときに、「そんなことで落ち込まないの」と言われたとしたら、相手の価値観を押しつけられたと感じ、「あんたに何がわかるの!?」と心の中で叫びたくなるのではないでしょうか。それなのに、子どもに対してつい「そんなことで」と言ってしまうのはなぜでしょう？　それはやはり、経験を積んでいる大人だからこそ、**子どもが悩んでいる状況を「たいしたことではない」と評価してしまうから**なのだと思います。

　ですが、その言葉を聞いた子どもはどう思うでしょうか？　例えば、友達とケンカをして泣きながら帰ってきた子どもに、「そんなことで泣かないの」と言ったとしたら、本当につらいのに自分の気持ちを軽視されたと感じるかもしれません。その子は実際に泣いているのですから、極力穏やかに、「どうしたの？」と声をかけて、「友達とケンカして悲しくなっちゃったのかな？」「もう仲直りできないかもって思ってるのかな？」と心を寄せ、クッションのように気持ちを受け止めてあげる必要があります。子どもからすれば、**「自分の気持ちをわかろうとしてくれる」「否定から入らない」**と心強く感じることでしょう。

「そんなことで〇〇しないの」シリーズは、「この程度で〇〇してしまっては、将来この子が困るだろう」という、子どもを思う大人の不安の表れなのかもしれません。しかし、まずは子どもが今たしかに感じている気持ちを受け止めてほしいのです。**大人から見た「そんなこと」は、子どもには「一大事」なのかもしれない**のですから。

No. 39
将来の夢をしつこく聞くのは意味がない

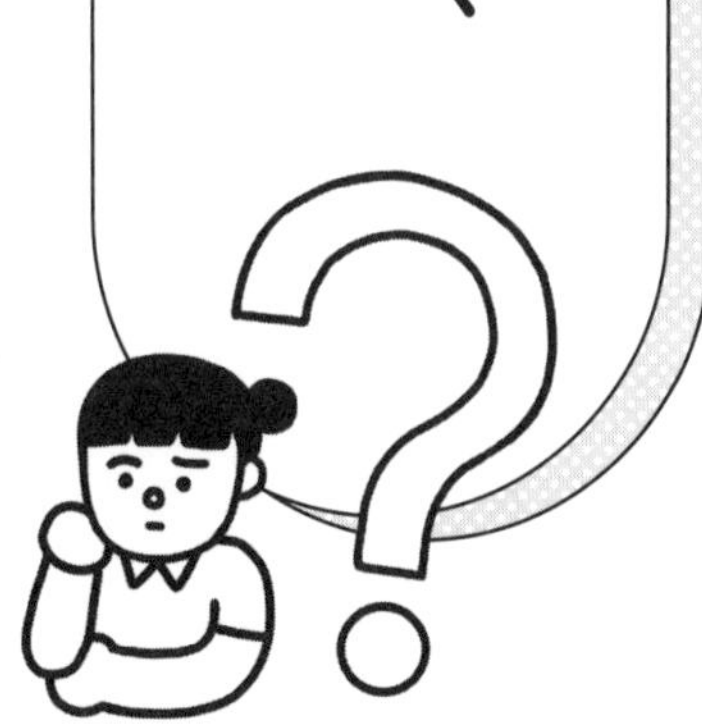

「3ヶ月後の夕飯は何食べたい？」としつこく聞かれたら、あなたはどう答えますか？おそらく、「そんなの、そのときの気分次第」という風に答える人が大半ではないでしょうか。私は、**「子どもから将来の夢を無理やり聞き出すこと」は、「3ヶ月後の夕飯は何食べたい？」と同じくらい意味のない質問**だと思っています。

現代の子どもたちは、私たち大人が子どもだった頃に比べると、はるかに多くの情報や価値観に触れています。「将来の夢」＝「なりたい職業」という価値観が古いことは、子どもたちの中でもすでに認識されていて、「将来の夢は何?」という質問自体を嫌う子もいます。

現代を生きる彼らにとって「将来の夢」とは、単なる「職業」ではなく、かなり広い意味を持った言葉です。しかし、教育現場では、「将来の夢」をテーマにした課題が出ることも多く、子どもたちは「具体的な夢を持たなければならない」というプレッシャーを感じることも少なくありません。

私たち大人も、子どもの頃に「将来の夢」を何度も聞かれてきましたが、実際に子どもの頃の夢を実現できた人は少ないのではないでしょうか? だからこそ、将来の夢をしつこく聞くのはあんまり意味がないと思うのです。大切なのは、将来の夢があるかないかよりも、その子が将来に希望を持てるように、今を楽しく生きている大人の姿を子どもたちに見せ続けることではないでしょうか。

もし、子どもに将来の夢を聞く場面があったとしたら、子どもの出した答えを否定せずに受け入れてあげてください。「毎日ステーキを食べたい」でも、「マグロになりたい」でもいいじゃないですか。**「将来の夢」に関する質問は、大人の安心のためにあるわけではない**のですから。

No.40

子どもにとって挨拶の難易度は高い

お子さんに対して「きちんと挨拶しなさい！」と言っている方、胸に手を当ててほしいのですが、あなたは挨拶ができているでしょうか？　子どもに「挨拶は大事」と口酸っぱく伝えている私たち大人が、意外と挨拶できていないなんてことは、結構あると思うのです。

それに、大人は今までに何度も挨拶をしてきているので、挨拶という行動の難しさを忘れがちです。**相手に関心を向け、時と場面を考慮し、相手に伝わる声量で挨拶を**

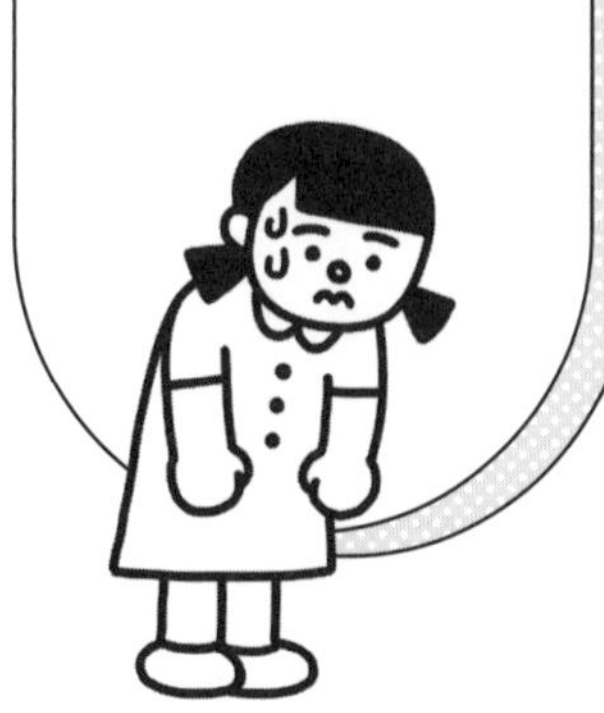

する、この複雑な一連の流れを、子どもが毎回行うことはできるでしょうか？

私が言いたいのは、「子どもからの挨拶は当たり前ではない」ということです。挨拶をする子どもたちの中には、「挨拶を返してくれるかな」「変な挨拶になってないかな」と不安を感じながらも、勇気を振り絞っている子もいます。だからこそ、**子どもから挨拶をしてくれたときは、子どものほうに体を向けて、挨拶を返してほしい**のです。

そして、子どもだけではなく、パートナー、学校の先生、ご近所さん、スーパーの店員さんなど、さまざまな人にあなたが挨拶している姿を子どもにたくさん見せてあげてください。大人が自分から挨拶をする姿を見たとき、子どもはその姿をマネしたくなることでしょう。

大人のみなさんに、もうひとつお願いがあります。それは、**挨拶ができない子どもに「挨拶しなさい」と無理強いしないでほしい**ということです。もし、挨拶できない子がいたら、「挨拶できない日もあるよね」と心の中で伝えつつ、あなたのほうから穏やかに挨拶をしてほしいのです。もし、挨拶を返してくれなかったとしても、どうか落ち込まないでください。その子は今まさに挨拶の練習をしている真っ最中ですし、もしかしたら、心の中であなたに向けて挨拶をしているかもしれませんので。

No. 41

子どもは大人を穴があくほど見ている

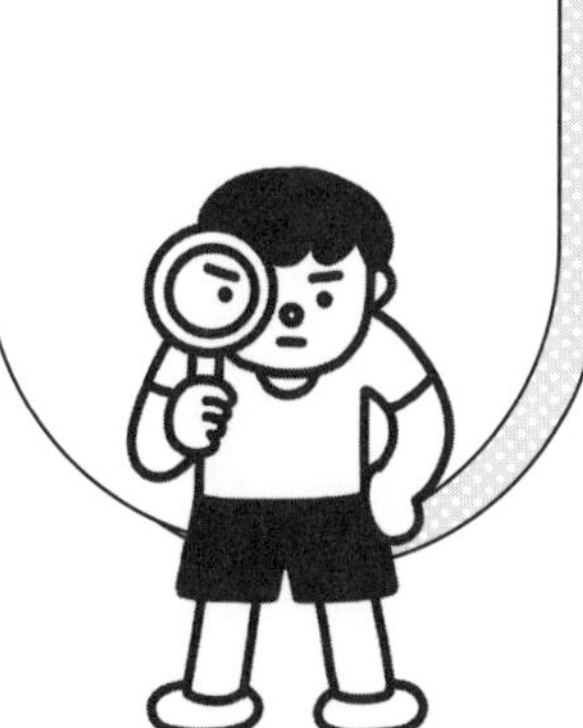

とある花粉の季節。花粉症の私はスタッフステーションの奥で目をこすっていました。ようやく目のかゆみが治まりステーションを出たとき、ひとりの子どもが心配そうな表情で私にこう言ったのです。「こど看さん大丈夫？　何か悲しいことでもあった？」と。私はこの瞬間、**「子どもは大人のことを、穴があくほど見てるんだな」**と痛感しました。

子どもは私たち大人が思っている以上に、大人の様子を見て、言動を真剣に推測しています。そして、その推測がちょっとズレていることが往々にしてあります。

先ほどの私を見た大人であれば、「たぶん花粉症なんだろうな」と感じ、「花粉症つらいですよね」と声をかけるのではないでしょうか？　しかし、先ほどの子は目をこすっている私を見て、「悲しい思いをしている」と少しズレた推測をしていました。

子どもは相手の立場に立って考える経験や、持っている情報量が大人よりも圧倒的に少ないので、このようにちょっとズレて推測してしまうことがよくあります。

だからこそ、子どもが間違った推測を口にしている場面を見たら、「それは違うよ」と真っ向から指摘するのではなく、「さっき目をこすったのはね、目がかゆくてさ。別に悲しいことがあったわけじゃないんだよ」と、**行動のわけを具体的に説明してほしい**のです。すると子どもは、「そうだったんだ、思ってたのと違ったな」と自分の推測のズレに納得し、修正することができます。**このような過程の繰り返しが、相手の立場に立って考える力を育みます。**

自分が思ってもいないことを子どもから質問されたとき、「そんなことは思ってない」と強く反論したくなりますが、そんな場面こそ、子どもが成長するチャンスでもあります。そのチャンスを生かすかどうかは、みなさんの伝え方次第です。

No. 42

子どもの幸せを願うなら自分の幸せを確認する

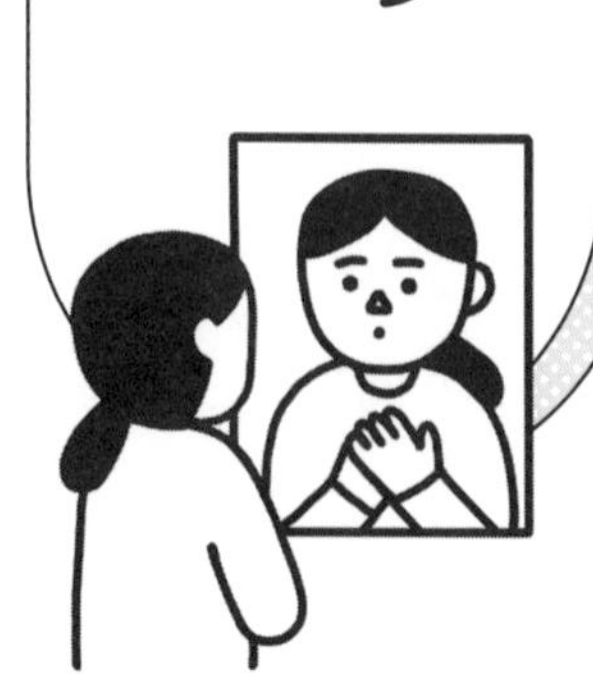

私が日々かかわる子どもたちの中には、「お父さんの目が死んでる」「お母さんがいつもイライラしてる」「パパが毎日忙しそう」と、**自分の親がいつも大変そうだと嘆き、心配している子が少なくありません。**

今の保護者の方は大変な状況で子育てをしています。共働き世帯は7割を超え（2022年時点）、子どもを地域で支える文化が希薄となり、SNSでは「親はこうあるべき」といった子育て論が飛び交っています。そんな中でも自分の時間や楽しみを犠牲にして、身も心もすり減らしながら「子どものために」とがんばる保護者のみなさんに数多く出会ってきました。

しかし、大人が子どもの幸せを願うように、**子どももあなたの幸せを願っている**ということを覚えておいてほしいのです。

子どもの幸せを願うことはすばらしいことだと思います。しかし、子育ては長期戦です。子どものために自分が楽しむ時間を削れば、それだけ自分の笑顔も減るでしょう。誰にも子どものことを相談することができない状況が続けば、それだけ不安を感じて表情も硬くなるでしょう。**疲れ果ててしまっているあなたの姿を子どもが見たとき、本当にその子は幸せを感じることができるのでしょうか？**

もしかすると、「子どもに申しわけない」と、自分をねぎらうことに抵抗を感じる方がいらっしゃるかもしれません。しかし、忘れないでほしいのは、あなたの幸せそうな姿を見た子どもは幸せを感じるということです。そして、大人の幸せそうな姿から、子どもは自分の今を確認することや、「自分を大切にすること」の重要性を学びます。大人が自分をねぎらうからこそ、子どもも自分をねぎらえるようになるのです。なので、どうかみなさん、無理をしすぎないようご自愛ください。

Column 3

「大人が本気で遊ぶ姿」に子どもは喜びを感じる

子どもと遊ぶことには多くのメリットがあります。同じ遊びを通して「うれしいな」「楽しいな」「悔しいな」という気持ちを共有することができますし、遊びを通してルールを守る楽しさも学べます。例えば鬼ごっこなどでルールを守ることで遊びが楽しくなる経験をすると、結果的に子どもの社会性を育むことにつながります。

子どもとかかわる大人としては、子どもとできるだけたくさん遊ぶことが大切だと思っています。ただ、子どもと遊ぶと結構疲れますよね。というか、次の日に影響が出るほど疲れませんか？　私も病棟で子どもたちとトランプ、サッカー、将棋、相撲、ボードゲームと遊び散らかし、疲れ果てて帰る日々を経験してきたのですが、その中で気づいたことがあります。

どうやら子どもたちは、私たち大人が遊びを楽しんでいる姿を見ると、喜びを感じるようなのです。というのも、看護師と遊んで大盛り上がりした後の子どもたちに遊びの感想を聞くと、「○○さんが驚いて変な声出してたんだよ！」とか、「△△さんめちゃくちゃ悔しがってたんだよ！」といった具合に、必ずと言っていいほど「大人の反応がおもしろかった」という感想が返ってくるからです。

大人が遊びを楽しむ姿は、子どもたちに「自分は大人に（あんな反応をさせるほどの）よい影響を与えている」という喜びや、「自分はその場にいてもよかったんだ」という安心を与えるのかなと思うことがよくあります。

子どもと遊び終わった後のドッと来る疲れは、言ってしまえばただの疲労なのですが、子どもたちに大きな喜びや安心感をもたらした結果とも言えます。そう考えると、子どもと遊んだ後の疲労は、心地よい疲労といえるのかもしれませんね。

Chapter 4

子どものこころを守るために知っておきたいこと

子どもが助けを求めているとき、私たち大人はどうやってそのサインに気づき、どのように心を守りながらサポートするとよいのでしょうか。小さなSOSにいち早く気づく方法から、自傷行為（リストカットなど）を告白されたときにどう対応すればよいかまで、専門的な内容も交えながら解説します。

No. 43

子どもからのSOSに早く気づく方法

子どもは基本的に自分からSOSを出すことが難しいので、子どもの心を守るためには、大人から子どものSOSに気づき、声かけなどのアクションを起こすことが非常に重要です。

子どもからのSOSのサインに気づくためには、**日頃から子どもとかかわっている大人の、「いつもと違うな」という違和感**が手がかりになります。

P123では、子どものSOSのサインとして、**「増える」「減る」「強くなる」「弱**

くなる」の4つのカテゴリーに分け、具体的にどのようなサインがあるのかを記載しています。

ただし、これらSOSのサインを知っているだけでは、子どものSOSに気づくことはできません。なぜなら、「SOSのサインを知っていること」と、「SOSに気づけること」の間には、想像以上に深い溝があるからです。みなさんに知っておいてほしいことは、どうやって子どものSOSに気づくのかという考え方です。

今回示したSOS集は、具体例の先頭に**「いつもより」をつけて考えることで、初めて意味を持ちます。**「いつもより食事量が減っている」「いつもよりドアを閉める力が強くなっている」「いつもより朝に弱くなっている」というように、子どもの様子を見て「やっぱりいつもと違うかも」と思ったのであれば、子どもがピンチな状態になっている可能性があるということです。

つまり、子どものいつもの状態を把握し、**「いつもの状態との差」を利用することで、子どものSOSに気づく**という方法です。子どものいつもの状態を知らないのであれば、「いつもの状態との差」を利用することができないので、子どものSOSに気づくことは難しいと言えるでしょう。

ここで私が言いたいのは、子どものＳＯＳに気づくために、保護者のみなさんはもちろんのこと、子どもとかかわる方、子どもの支援者のみなさんにも、子どものいつもの状態を知っておいてほしいということです。

また、次の表にあるＳＯＳのサインに該当していないからといって、「うちの子は大丈夫」と安心してはいけません。ここに挙げているのは、私の経験から得たほんの一例にすぎず、みなさんが普段かかわっているお子さんの状態を見てつくられたものではないからです。あくまでこの表は参考程度にしていただき、まずはお子さんの「いつもの状態」を知ることに注力しつつ、**「いつもと違うな」と感じたときの違和感を大事にしていただきたい**と願っています。

子どものＳＯＳに早く気づくためには、子どもがどのような一日を過ごしているのかを、意識的に知っていく必要があります。日常生活の中でまずおさえておきたいポイントとしては、**「食事」「睡眠」「清潔状態」「余暇の過ごし方」**などです。これらに関する子どもの「いつもの状態」を知っているだけでも、子どものＳＯＳに気づきやすくなります。

そして、ＳＯＳに気づいたら、声をかけ、ていねいに話を聞いてほしいと思います。

子どものSOS集

増える編

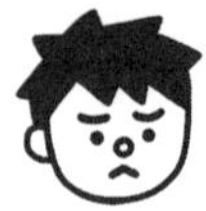

- 性的な発言が増える
- 忘れ物が増える
- ボディタッチが増える
- 聞き返しが増える
- 痛みの訴えが増える
- 謝ることが増える
- ひとりごとが増える
- まばたきが増える
- 夜尿が増える

POINT

「いつもより○○が増えている」は、子どものSOSである可能性が高いです。

減る編

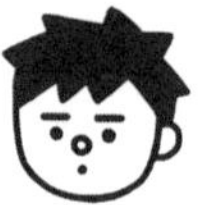

- 笑顔が減る
- 返事が減る
- 食事量が減る
- 体重が急激に減る
- 睡眠時間が減る
- 遊ぶ時間が減る
- 髪の毛の量が減る
- まつ毛の量が減る

POINT

「いつもより○○が減っている」は、子どもの様子を注意深く観察していないと気づけません。

強くなる編

- 筆圧が強くなる
- 語気が強くなる
- かむ力が強くなる
- ドアの開け閉めが強くなる
- 思い込みが強くなる
- 欲求が強くなる

POINT

「いつもより○○が強くなる」は、表面に出やすく、キャッチしやすいSOSです。「あれ?」と思ったら、なるべく早く声をかけてみましょう!

弱くなる編

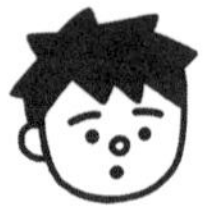

- 寝つきが弱くなる
- 語気が弱くなる
- 胃腸が弱くなる
- 筆圧が弱くなる
- 寒暖差に弱くなる
- 返事が弱くなる
- 押しに弱くなる
- 欲求が弱くなる

POINT

「いつもより○○が弱くなる」は、目立ちにくく、気づきにくいSOSです。気になった段階で声をかけてみましょう。

No.44

傷ついて成長するのは〝筋肉だけ〟でいい

「苦しまないと成長できない」「痛い目にあわないと成長できない」「傷つくことで成長できる」。子どもの成長について、このように語る大人をたまに見るのですが、本当にそうなのでしょうか？　どちらかと言えば、私はそうは思わない派です。筋肉は傷つくことで強くなることが知られていますが、**心は傷つくことで強くならない**からです。心の傷は、ちょっとやそっとじゃ癒えないのです。

苦痛に耐えることが不可欠だと主張する人の中には、「私は苦しみを乗り越えて成長した」「厳しくしてもらうことで強くしてもらった」と、自分の経験をもとに語る人が一定数います。しかし、その人は結果として成長できただけであり、**目の前の子どもが同じように苦痛に耐えて成長できるという保証はどこにもありません**。

こんな話をすると、「負荷をかけないと成長できないだろう」「苦しみから逃げるだけの子どもになってしまってもいいのか」というご意見をいただくことがあります。しかし、人生は一度きりです。大人に言われた通り苦痛に耐えようとした子どもが立ち直れなくなってしまったら、後戻りはできないのです。自分の経験だけをもとに、子どもに無理強いするようなかかわりや支援は、子どもの心への暴力とも言えるのではないでしょうか。

何度も言いますが、**心の傷はちょっとやそっとのことでは癒えません**。癒えたとしてもかなりの時間を要するのです。大人は過去を美化しがちです。「私は苦労して育ったから」と、同じことを目の前の子どもに経験させるのは避けましょう。

大切なのは、**「あなたがどう育ってきたのか」ではなく、「その子がどう育っていきたいのか」**です。私たち大人ができることは、子どもが心に傷を負わないように配慮し、その子らしい育ちを支えることではないでしょうか。

No. 45

「助けて」と言えることを助けてあげてほしい

この本で何度かお伝えしてきたように、小学生から高校生の時期、いわゆる**「児童思春期」は、子どもが助けを必要とする場面が出てきやすい時期**です。人間関係や進路、自分の身体の変化への不安など、数多くの壁にぶつかりますが、これらは子どもたちにとって「自分ひとりでは解決できない問題」であり、子どもの立場からすればまさに「詰んでる状態」となってしまいます。

ここでひとつ、大人のみなさんにお願いがあります。それは、子どもが「助けて」

と言えることを助けてほしいのです。

子どもにとって、「助けて」を誰かに伝えることは、かなりハードルが高い行動です。「こんなことを言ったら怒られるかもしれない」「自分のせいで迷惑をかけるかもしれない」といったネガティブな想像をしてしまうためです。なので、子どもは基本的に「助けて」を言うことができないと考えた上で、子どもの様子がいつもと違うと思ったら、自ら子どものところに行って声をかけてほしいのです。

たとえあなたの「いつもと違う」が見当違いだったとしても何度でも声をかけてください。なぜなら、声をかける目的は「子どもに『助けて』と言わせること」ではなく、**「子どもが助けてと言える機会を何度もつくること」**なのですから。

そしてもし、子どもから「助けて」と言われたら、「もっと早く言ってくれればよかったのに」と詰め寄ることは避けてほしいと思います。「話をしてくれてありがとう」と、その子の勇気ある「助けて」を称賛し、ゆっくりと、ていねいに話を聞いてあげてください。

あなたのその誠実で温かな姿勢が、子どもの次の「助けて」につながるかもしれないのです。

No.46

「がんばる方法」より「逃げる方法」を教える

ひと昔前の教育現場では、「気合が足りない」「根性が足りない」などの精神論が当たり前に振りかざされていました。がんばること自体を否定するつもりはありませんが、私が心配するのは、大人が子どもたちに対して、**「懸命にがんばる精神論」だけを伝えて、「懸命に逃げる方法論」を教えていないのではないか**ということです。

例えば家庭や学校で、大人から何度も怒鳴られたり、毎日のように叩かれたり、客観的に見れば明らかな虐待を受けている子がいたとして、その子が逃げる方法を知らなかったとしたら、どうなるでしょう？　逃げる方法を知らなければ、**「我慢する」「耐える」「ひとりで抱える」といった孤独な対処**をするほかありません。

子どもたちをこんな状況に追いやらないためにも、「つらいときは逃げてもいいんだ」と自分を許し、「つらいときに逃げる方法はあるんだ」と自分を守る方法を大人が伝える必要があります。具体的な方法のひとつとして、**「逃げる方法を子どもと一緒に前もって考えておく」**というものがあります。専門家につながる相談窓口の連絡先（P190参照）をメモして持ってもらう、相談する人（スクールカウンセラーなど）を決めておいて相談先の人にも事情を説明しておくなど、方法はさまざまあります。

支援者が子どもと一緒に逃げる方法を考える場合のポイントは、**「その子が〝ひとりでも逃げることができる方法〟を、できるだけ多く決めておくこと」**です。どんな状況であっても、子どもが自分の安全を守るために「自ら」必要な行動を取れることが大切です。

心が壊れるような懸命ながんばりは、その子の未来を壊す可能性を秘めています。だからこそ、「懸命にがんばる精神論」よりも、まずは「懸命に逃げる方法論」を子どもたちには知ってもらいたいのです。心が壊れてからでは遅いのです。

No. 47

「大丈夫？」には「大丈夫」としか返せない

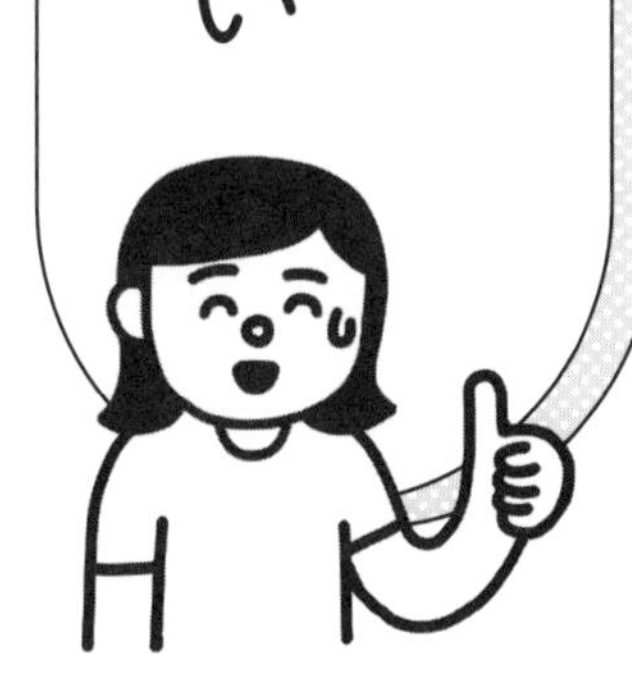

子どもとのかかわりにおいて「大丈夫？」という問いかけをしたことがない人はいないでしょう。全人類が使っていそうな「大丈夫？」ですが、**実は私はこの言葉を要注意ワードと認定しています。**

私たち大人は、子どもの口から「大丈夫」と聞くと少なからず安心してしまう生き物です。そのため、**子どもの「大丈夫」を引き出しやすい「大丈夫？」という問いを多用してしまう**傾向にあります。

その上、自覚なく「大丈夫？」を多用していると、次第に「大丈夫」を聞いて安心したいがために、無意識のうちに語気を強めたり、表情を硬くしながら「大丈夫？」と子どもに聞くようになってしまいます。こうなると、子どもは大人側の意図を敏感に察知し、「大人を心配させないようにしよう」と考え、**大丈夫ではないのに「大丈夫」と答えてしまいます**。この場合の「大丈夫」は、「大丈夫（って言ってほしいんでしょ？）」といったニュアンスを含むもので、子ども側からすれば、なんとも悲しいコミュニケーションになってしまうことを忘れてはなりません。さらに、子どもが**「心配させちゃいけないモード」**に入ってしまうと、つらくても自分から周囲へ助けを求めることが難しくなってしまいます。

もし、子どもが助けを求めていないかを知りたいなら、「大丈夫？」と聞くのではなく、「子どもの状態を見た自分の主観」を伝え、自分ができそうなことを提案したり、助けが必要でないかを率直に聞くのがよいでしょう。自分の安心を得るためではなく、**「子どもが何に困っていて、どのような助けを求めているのか」**という子どもの心に向けた思いを、「私はこう思うんだけど」という形に落とし込んで、一度だけではなくちょくちょく伝えていくことが大切なのかなと思います。

No.48

子どもの「イライラ」は一緒に眺めて考える

現場で子どもたちから「イライラする」と相談されることは非常に多いです。

そのとき、私は「イライラを解消しよう」という意識ではなく、「イライラについて一緒に考えたい」という意識で子どもの話を聞くようにしています。というのも、私の経験上、相談してくる子どもたちは「イライラをどうにかしてほしい」というよりも、**「なんでイライラしているのかよくわからないから、一緒に考えてほしい」**と思っていることが多いと感じているからです。

私たち大人は、イライラという気持ちを人生の中で嫌というほど感じてきているので、自分のイライラに気づいたとしても、「またか……」と、イライラを「想定内の気持ち」として捉えることができます。しかし、子どもは大人ほどイライラという気持ちに慣れているわけではないので、大人のようにイライラを当たり前にある感情として捉えることが難しいのです。つまり、イライラは子どもにとって「想定外の気持ち」として感じられやすく、**「この気持ちはなんなんだ？」といった具合に、イライラそのものに戸惑ってしまう**のです。

このため、子どもから「イライラするんだけど」と相談されたときには、「イライラの原因となっていることを解決しよう！」という意識ではなく、「慣れない感情を一緒に眺めて、考える手伝いをしよう」という意識を持って話を聞くように心がけています。

具体的には、子どもからイライラすると言われたら、「イライラするって感じているんだね」とその子のイライラを認め、「もしかして、そう感じたきっかけが何かあったのかな？」とその子のイライラに関心を向けて尋ねます。そして、子どもからイライラのきっかけを聞いたのならば、**「もしよかったら一緒に考えさせてくれないかな？」**と、イライラについて一緒に考えたいという意思を伝えてみましょう。

イライラについて一緒に考える場面では、イライラのきっかけとなった状況を振り返ってみるのもよいでしょう。今あるイライラはどのくらいの大きさなのかについて意見を出し合うのもよいでしょう。

もし、自分のイライラについてうまく言葉にできない子がいたとしたら、「言わないとわからないよ」と無理に言語化を促すのではなく、「イライラしてるときって、うまく言葉にできなかったりするんだよね」と、自分のイライラをうまく言葉にできない気持ちに共感し、しんどさを受け止めましょう。

そして話の最後には、**イライラを抱えながらも大人のもとへやって来た子どもの勇気を改めて讃え、イライラすることはけっして悪いことではない**と保証してあげてください。

いずれにしても、大切なのは「子どものイライラをていねいに取り扱う」ということです。子どもの視点から見た、イライラという「想定外の気持ち」を否定せず、一緒にイライラについて考えてくれる大人の存在は、確実にその子に安心感をもたらします。子どもがイライラをその子なりに理解し、いずれ「想定内の気持ち」として取り扱えるようになることは、あなたの意識ひとつでできるのです。

子どもが「イライラ」を抱えていたら……

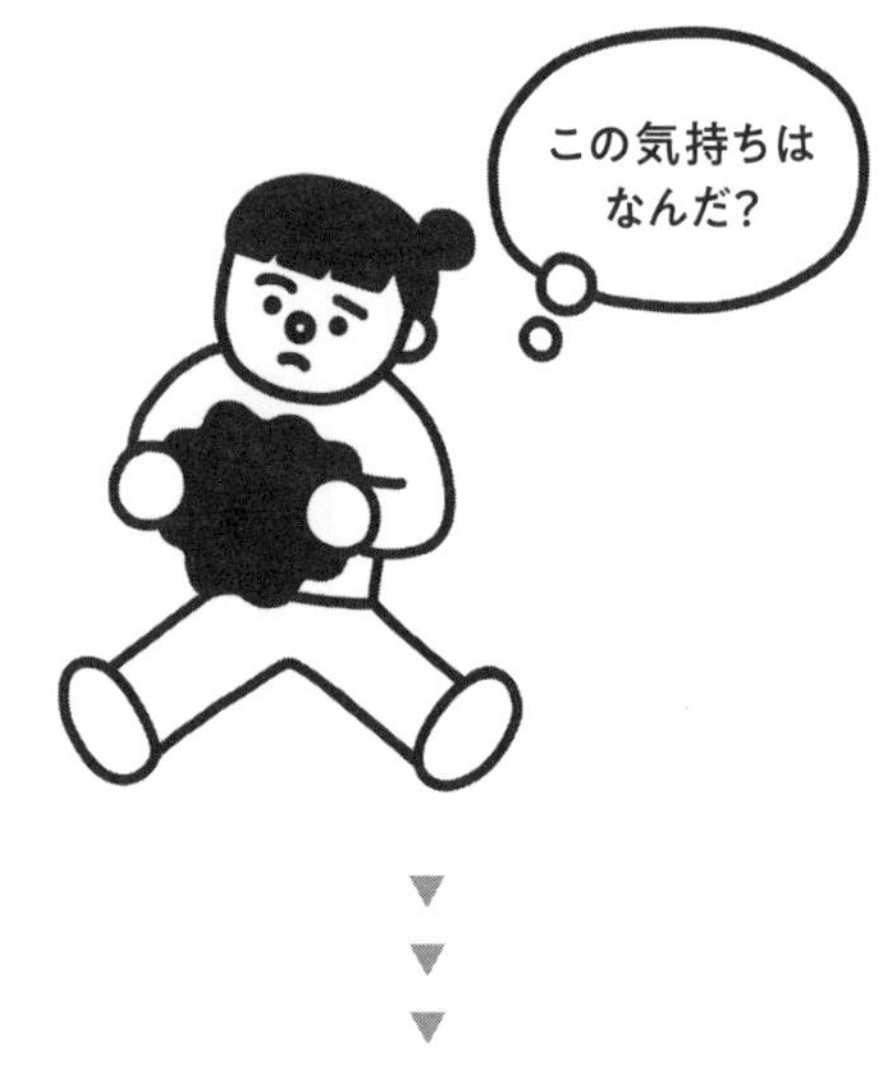

▼
▼
▼

解消しようとするより、一緒に考える

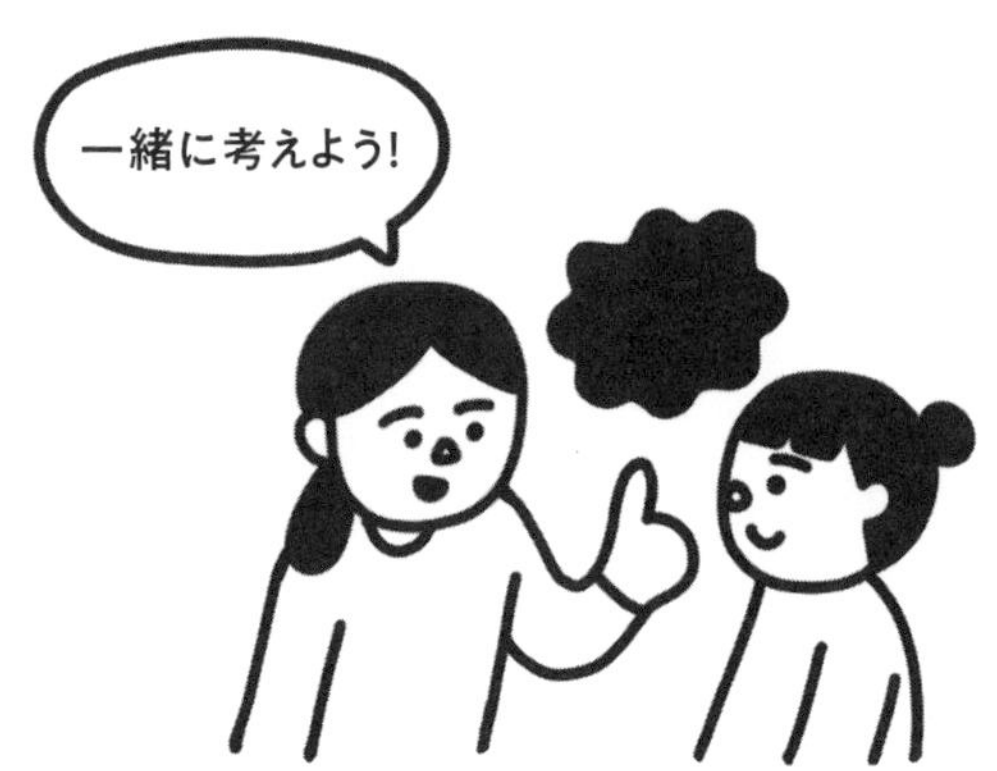

No. 49

「眠れない」もつらいけど「起きられない」もつらい

夜の「眠れない」は共感され、朝の「起きられない」は共感されない。そんなことが多い気がします。しかし、子どもが「起きられない」のだって相当つらいのです。どうして朝に起きることができないのでしょうか？　ひとつは**心の不調がそうさせている**可能性が挙げられます。例えば、登校日の朝に起きられない子の場合、学校に対してよいイメージを持てない心の苦しさが、倦怠感や腹痛、頭痛などの体の苦しさを引き起こし、学校に行かせないような体調にさせていることがあります。

また、中には**「起立性調節障害」**という体の不調を抱えている子もいます。起立性調節障害とは、自律神経の不調により、起き上がるときの循環制御の機能がうまく働かないために、立ちくらみやめまい、動悸や息切れ、全身の倦怠感などが生じる病態です。長時間横になった状態から起き上がる朝の起床時に症状が強く、昼頃から調子がよくなってくるため、**「起きられないのはやる気がないからだ」と誤解されやすい**病態でもあります。思春期によくみられ、軽症例を含めると小中学生の5~10%に認められるとされています。1クラスにひとりは起立性調節障害に苦しんでいる子がいるということです。

このように、子どもの心や体の不調から生じる「起きられない」という状態は複雑です。しかし残念なことに、「どうせ夜ふかししたんでしょ」といった言葉をかける大人を結構見かけます。このような心ない声かけが繰り返されると、子どもは朝起きることがもっとつらくなってしまいます。

子どもが朝起きられないときには、「起きなさい!」と強引に起こそうとせずに、「起きられないのしんどいね」と穏やかに声をかけてあげてください。その子は「やる気はあるけど起きられない」かもしれないのです。

No. 50

「わからない」は逃げでなく本当の気持ち

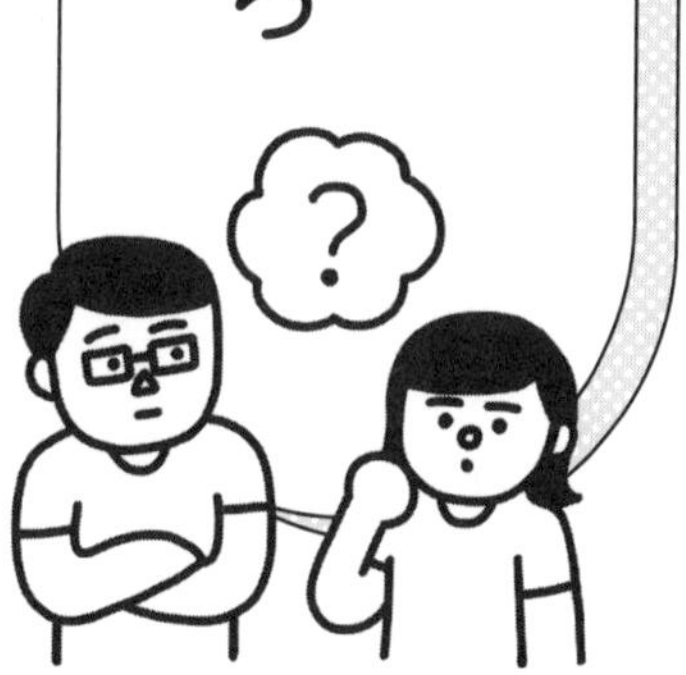

子どもから相談を受け、今どんな気持ちなのか聞いてみると、結構な確率で「わからない」と言われます。私たち大人からすれば、「わからないって言われても……」と歯がゆいものですが、でも、私はそれがその子の本当の気持ちなんだと思います。

P132～135でお話しした「イライラ」のほかにも、楽しさ、悔しさ、怒りなど、人間はさまざまな感情を持ちます。大人であれば、「自分は今悔しさを感じているんだな」と、自分の気持ちに「悔しさ」という名前をつけ、理解できるのですが、子どもはそうスムーズにはいきません。自分の気持ちに名前をつける経験が大人のように積み重なっていないので、**「この気持ちはなんだろう？」と思い悩み、「わからない」としか言えなかったりする**のです。

しかし、だからと言って「わからない」をそのままにしておくのもちょっと違いますよね。一例ですが、私は子どもから「わからない」と言われたら、「自分の気持ちがわからないって、しんどいね」と、子どもの「わからない」という気持ちをそのまま受け止め、「例えば……そわそわしてる感じ？」というように、その子が感じているであろう気持ちを考え、**「きもちカード」**などを用いながら子どもと一緒に振り返っています。「きもちカード」は、「わくわく」「イライラ」「たのしい」「かなしい」といったさまざまな感情が、文字や人の表情で視覚的に示されているので、子ども自身が感じている気持ちを大人と一緒に考えることができるツールです。

このような対応のほか、現代を生きる子どもの文化や流行を知ること、子どもが興味を持っていることに関心と肯定的なまなざしを向けることなど、**子どもの心を知るためのヒントを集める作業はけっしてムダにはなりません。**少なくとも、子どもの心を理解しようとする大人にはなれるでしょう。

No. 51

「笑ってるから大丈夫」というわけではない

子どもの笑顔を見ると、幸せな気持ちになるのは私だけではないでしょう。しかし、私は「子どもの笑顔が多すぎる」と感じたら、逆に心配になることがあります。なぜなら、**その子は笑顔にならざるを得ない状況にいるかもしれない**からです。

笑うという行動は、ポジティブな気持ちだけをベースに出るわけではありません。お化け屋敷で恐怖を感じているのに笑ってしまったり、上司の寒いギャグに苦笑いを浮かべた経験、みなさんにもあるのではないでしょうか？　このように、実は笑顔には

自分の気持ちを無理やり持ち上げ、負の感情を打ち消したり、負の感情に蓋をして、あたかも何もなかったかのように感じさせる（自分にも相手にも）作用もあるのです。

子どもは負の感情を抱えたときの対処がうまくできないため、文字通り「笑うしかない」状況に追い込まれやすいです。そして、このような状況で出される笑顔は、本来の笑顔とは違い、**「仮面のような張り付いた笑顔」**に見えると私は感じています。口元だけ笑っていたり、笑顔なのに力が入って肩が上がっていたり、毎回同じような笑顔だったりすると、無理に笑っている可能性が高いといえるでしょう。

笑顔にはさまざまな背景があるからこそ、一歩踏み込んで、子どもをよく観察してほしいのです。例えば、学校から帰ってきた子が笑顔だったら、大人は「学校が楽しかったんだな」「何も困っていることはなさそうだな」と感じ、「大丈夫だな」と判断してしまいがちです。しかしその子は、「勉強についていけない」「担任の先生と合わない」と思い悩んでいるかもしれません。学校で嫌なことはあっても、その気持ちを隠し、打ち消すために笑顔をつくって帰ってきているかもしれないのです。

だからこそ、子どもの笑顔が多すぎると感じたときは、「笑っているけど大丈夫かな？」と考え、子どもに「心配している」と声をかけてあげてほしいのです。

No. 52

「しっかり者」は困っているかもしれない

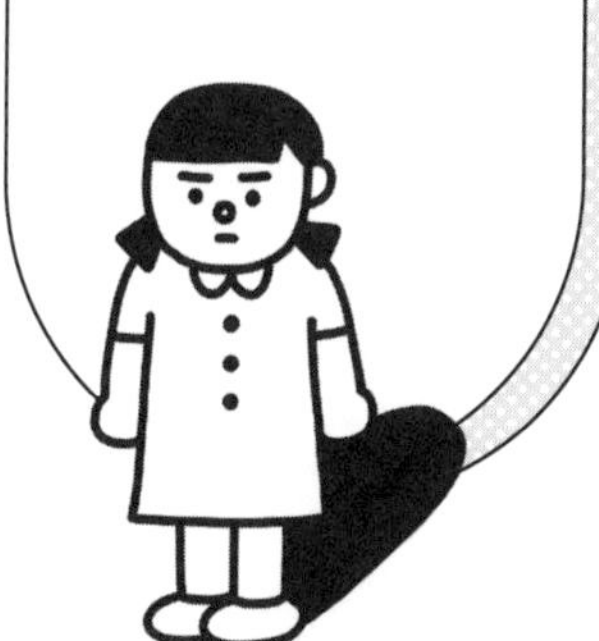

「○○さんはしっかり者だね」と言われる子どもをたまに見ます。私としては、このような場面に出会ったとき、「しっかり者」と言われている子のことが心配になります。なぜなら、その子は**「しっかりしなきゃ」と思い悩んでいるかもしれない**からです。

実はこの「しっかり者」という言葉、子どもからすれば、ちょっと困ってしまう言葉です。子どもは大人のように自分の状態を客観的に把握しにくいので、「しっかりって……何が？」と、自分のどの部分を見て「しっかり者」と評価されているのかよくわかりません。そして、子どもながらに大人の言う「しっかり者」とは何かを考えるのですが、**その答えは「しっかり者」と言った大人にしかわからないので、答え合わせができずに困ってしまう**のです。つまり、「何を褒められてるのかわからないけど、しっかり者になってほしいっていう大人の期待はうっすら感じる」と子どもに思わせる言葉が、「しっかり者」という言葉なのかなと思います。

では、子どもに対して「しっかり者」と思うことはよくないのかと言ったら、そうではありません。むしろ、子どもの姿を見て「しっかりしてる」と感心するということは、その子に**普段から肯定的なまなざしを向けている証拠**で、よい気づきだと思います。

なので、もし子どもを「しっかり者」と思ったのであれば、そのように感じたきっかけや出来事を具体的に伝えてほしいのです。寝る前に翌日の準備をしている子がいたら、「君はしっかり者だね！」と抽象的に褒めるのではなく、「明日の予定を把握して計画的に準備できるあなたは最高！」といった感じで、**具体的に褒めてほしい**のです。このように具体的に褒めると、子どもは「自分のどこがよかったのか」「何を褒められたのか」を理解できます。

No. 53

攻撃的な言動はその子の「バリア」かもしれない

たとえ子どもでも、攻撃的な言動がいただけないことは間違いありません。しかし、だからといって、そこだけを切り取って子どもを評価しないでほしいと願っています。

攻撃的な言動は、その子が自分を守るための唯一の防御方法かもしれないからです。

私が病棟で出会ったD君を例に考えてみましょう。D君は大人からの挨拶を完全無視、ときに暴言を吐いては壁を殴る、物を壊すなど、いわゆる「攻撃的な子」でした。

一方で、小さい子にカードゲームを教えてあげるなど、子どもに対しては攻撃的な言動が一切ありませんでした。なぜこのような反応が起きていたのか。その手がかりはD君の過去にありました。D君は大人から暴力を振るわれ、自分の大切にしているものを壊され、「助けて」と何度言っても助けてもらえなかった筆舌に尽くし難い経験をしてきた過去がありました。D君の立場で考えれば、**無視したり、暴言を吐くなどの言動は、大人を遠ざけ、自分の身を守るために必要な行動**だったと理解できます。

では、攻撃的な言動が目立つ子に対してどう接したらよいのでしょうか？ それは、徹底しておびやかさない姿勢を見せ続けることです。危険行動に関しては強く介入しなければなりませんが、小さな反抗には大きく反応せず、いつも通りにかかわるのです。どんなときも変わらない姿を見せ続け、「何この大人。気持ち悪い……」と思われれば最高です。その子の中で培ってきた、「大人は信用できない」「やられる前にやり返さないといけない」という信念が揺らぐチャンスなのですから。

そして攻撃的な言動を、頭ごなしに説教するのは避けましょう。**「暴力や暴言は許されないってわかっているけど、そうしちゃうくらいしんどいことがあるのかな？」**と、攻撃的な言動は許容できないことを示しつつも、気持ちに注目した声かけをすることが大切です。

No.54

心を開かないことで自分を保つ子もいる

「あの子はなかなか心を開かない」という言葉を聞いたとき、私はちょっと違和感を覚えます。なぜならこのような言い方は、心を開くことがよいことで、心を開かないことが悪いことのように聞こえるからです。加えて、**心を開かないことで必死に自分を保っている子どもの存在**を否定されたように感じるからです。

子どもたちの中には、「勇気を出して学校に行くのがつらいと親に話したら、学校に行きなさいと叱られた」「やっとの思いで相談したら、秘密をたくさんの人にバラされて笑われた」といったように、**心を開いたことでつらい思いをしてきた子がいます。**このような体験は、「心を開いてもひとつもいいことがなかった」という傷つきの体験でもあり、その子の中で「心を開くと傷つけられる」「信じられるのは自分しかいない」という信念を強め、他者に「心を開かない」ことで今の自分を保とうとする行動を後押しすることとなります。

そして、傷ついた経験がないとしても、他者に心を開くことが苦手な子ももちろんいます。自分の気持ちをうまく言葉にできなかったり、自分の弱さを見せることがかっこ悪いと思っていたり、自分の興味や関心を知られる恥ずかしさが強い子だっています。だからこそ、**心を開くかどうかは、その子自身が決めること**であって、大人が「心を開かない」と嘆くことではないと思うんです。

私たち大人ができることは、心を開けないその子の今を肯定することではないでしょうか。あなたが「心を開かない」と思っているその子は、「心を開いても、ひとつもいいことがなかった」と思っている子なのかもしれません。だからこそ、「どうして心を開かないんだ」と詰め寄らずに、**「心を開けなくてもいいし、心を開こうとしなくてもいいんだよ」**という態度を示し、その子の今を認めてあげてほしいのです。

No. 55

「子どもを変えるぞ！」より「子どもを守るぞ！」と思う

私は子どもの支援に燃えてはいますが、熱く燃えすぎないように気をつけています。なぜなら、**熱く燃えるような姿勢で子どもとかかわると、子どものためにならない結果になりやすい**と経験的に理解しているからです。

子どもとかかわっていると、「もっとこうしたらいいのに！」と、自分の価値観を押しつけそうになる場面が結構あります。そんなとき、「子どもを変えるぞ！」と熱く燃えてしまうと、「子どものため」ではなく、「自分のため」のかかわりをしてしまうことが起きます。例えば、子どもが「学校に行くのは嫌だ。行けても保健室まで」と言っているのに、「保健室に行けるなら教室にも入れるはず！　○○さんならできるよ！」といった形で、子どもの意向を無視し、自分の意見を押し通してしまうのです。

そして、これは支援者に限った話ではありません。保護者の方から、『子どもを変えるぞ！』という熱心な思いから、子どもに無理をさせてしまった」という後悔の念をよく聞きます。さらによく聞くのが、**「静かに見守っていればよかった」「子どもの話をもっと聞けばよかった」**という反省です。こういった声を聞いているからこそ、「子どもを変えるぞ」と熱く燃えるより、「子どもを守るぞ」と静かに燃えることをおすすめしたいのです。

熱心に子どもとかかわる姿は、周りからは頼りになる存在に見えるでしょう。しかし、その熱心さは**子どもの「こうなりたい」を最大限に尊重しているでしょうか？**子育ても、子どもの支援も、長期戦です。熱く燃えすぎて早々に燃え尽きてしまっては、元も子もありません。子どもの未来を思う私たち大人にできることは、子どもの行く末を照らすように静かに燃え、子どもの「こうなりたい」を尊重して守り抜くことだと思います。

No. 56

子どもはがんばって「普通」を演じている

子どもを支援する場でも結構な頻度で耳にするのが、大人の「普通は○○するよ?」という言葉です。私もつい言ってしまうこの「普通」ですが、**実は子どもに「普通を演じさせてしまう」可能性を秘めた言葉**なので、注意が必要です。

「挨拶をするのが普通」「学校に行くのが普通」「みんなと仲良くするのが普通」。このような言葉を聞いたとき、それができない子どもは、「自分は普通じゃないんだ」と、自分を責める気持ちになったり、**「普通になれるようにがんばらなきゃ」**というプレッシャーを強く感じるかもしれません。

それもそのはずで、自分よりも経験や知識を圧倒的に多く積んでいる大人から「普通は……」と言われた子どもは、大人の言う「普通」が世の中の「当たり前」だと思ってしまうのです。なので、学校に行くのはつらいけど、「学校に行くのが普通」と大人に言われたから（がんばって）登校したり、みんなと仲良くしたくないけど、「みんなと仲良くするのが普通」と大人に言われたから（がんばって）みんなと仲良くしようとするのです。

このように、**誰かの「普通」という言葉に合わせるがんばりはとても大変なこと**です。周りの意見に合わせたり、嫌だと感じている環境に無理やり自分を合わせるなどの、「普通を演じる努力」は目に見えにくく、誰かから評価されることはほとんどありません。だからこそ、どんなに子どもが元気に見えたとしても、いつもと変わらない様子であったとしても、大人から**「今日もお疲れ様、最近がんばりすぎてない？」**と声をかけ、その子の今あるがんばりと踏ん張りをたくさん褒めてほしいのです。

今、あなたの近くにいる子はどうでしょうか？　今日も人知れず普通を演じているかもしれません。普通を演じるって、本当に大変なんです。

No. 57

「ヒマ」という言葉は「敵じゃない認定」

もし、あなたが家族以外の子どもから**「ヒマ」と言われたことがあったのであれば、あなたはその子から「敵じゃない認定」をもらっている**ということです。

私の経験上、子どもは他者に対して「この人は敵か？」といった警戒心を向けることから関係性を築き始めることが多いと感じています。どうやら子どもは自分の安全確保のために、まずは「敵を近づけない」という意識で他者を見るようなのです。子どもが大人のことを穴があくほど見ている（P114〜115）のも、それが理由なのかもしれませんね。

大人に対する「この人は敵か？」という警戒心は、コミュニケーションを重ねることにより「本当に敵じゃないのか？」という疑いに変わります。この疑いの時期は、ちょっと面倒くさい時期でもあります。なぜなら、さまざまな方法を使って、目の前の大人が敵かどうかを判別しようとするからです。くっついたり、離れたり、ときには無視をしてみたり、**子どもなりにさまざまな方法で大人を試す**のです。

そんな姿を見ると、「人を試すのはやめなさい」とつい説教したくなるのですが、人を試すようなその子の行動は、「この大人は本当に敵じゃないのか？」という疑いを晴らしたいがための行動であり、**関係性を結ぶ過程で起こる必然的な行動**だと理解してあげてください。そして、疑いが晴れると、「たぶんこの大人は、敵じゃないっぽいぞ……！」という安心に変わります。ここまで来て、ようやく子どもは「ヒマ」という言葉を大人に言えるのです。

子どもと信頼関係を結びたいなら、**まずは子どもから「敵じゃない認定」をもらう必要がある**と私は思います。子どもから「ヒマ」と言われたときは、心の中でガッツポーズをしましょう。あなたはその子から、安心できる大人だと認められたのです。

No. 58 「生きてりゃいいことある」は絶望を与えることもある

私は「生きてりゃいいことあるよ」と子どもに言いません。

本当のところ、私は生きてきていいことがありました。この本を書かせてもらえて、今この文章を読んでいただいている状況はまさに、「生きてりゃいいことあった」と言えるでしょう。しかし私は、たくさんの子どもと接してきた経験から、自分が感じた「生きてりゃいいことある」を子どもに伝えるのは避けているのです。

子どもたちの中には、**生きることに疲れてしまった子、生まれてきたことを後悔し**

ている子、生きたい気持ちを誰にも認めてもらえない子など、さまざまな背景を持つ子どもがいます。このような子どもと出会ったとき、私たち大人は「生きてりゃいいことあるよ」というアドバイスをして励ましたくなってしまいます。これは当然と言えば当然で、大人は子どもより長く生きているため、少なからず「生きてりゃいいことがあった」経験をしてきています。そのため、「未来に希望を持って生きてほしい」という純粋な思いを伝えたくなるのです。

しかし、それはその人が**大人になった今だからこそ言えるアドバイス**だということを忘れてはいけません。目の前のその子は、将来に一切希望を感じられず、まさに今、悩んでいるかもしれないのです。今を真剣に悩んでいる子どもからすれば、大人の「生きてりゃいいことあるよ」という言葉は、なんの現実味もない、嫌味ったらしい言葉に聞こえます。

「生きてりゃいいことある」と感じられる人は、生きてきていいことがあった人です。今まで生きてきて、いいことがひとつもなかった子がたしかにいるからこそ、私は子どもを励ましたいという気持ちになったとしても、「生きてりゃいいことあるよ」を言わないのです。

No. 59

「君は君でいい」は言葉ではなく行動で伝える

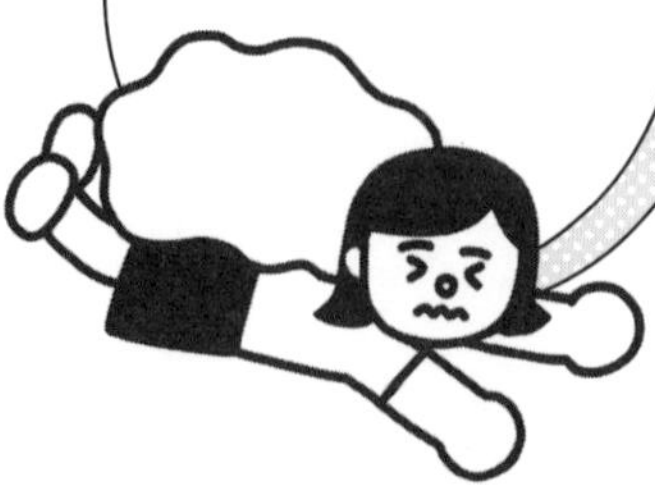

私は「君は君でいい」という言葉を子どもに使いません。

なぜなら、**子どものありのままを認めるために必要なのは、「言葉」よりも「行動」**だと思っているからです。

私が接する子どもたちの中にも、大人から「君は君でいい」と言われた経験のある子は少なくありません。しかし、この言葉は子どもたちから大変不評です。「私の何を知ってんの？　って思ってムカついた」「そう言って大人は気持ちよくなりたいだけ」

といった言葉をよく耳にしました。それはおそらく、「自分ってなんなんだろう」と思い悩み、他者と自分を比較し、人のことも自分自身のことも信じられない、そんな大きく心が揺れ動く時期だからこそ、彼らは**大人からの「君は君でいい」という言葉を、とても嘘くさく感じてしまう**からなのでしょう。

このような子どもたちに、「君は君でいい」というメッセージを伝えるのは簡単ではありません。言葉ではなく、行動でその子の存在を認める必要があります。その子がハマっているゲームを大人もプレイしたり、子どもが熱中している「推し（強く支持する対象）」のYouTubeチャンネルを一緒に見たりするなど、**その子の「興味」に興味を持って、実際に行動する**のです。こうした行動は、「君は君でいい」と口で言うことの何倍も労力がかかります。子どものありのままを認め、伝えるということは、そのくらい大変なことなのです。

「君は君でいい」という言葉ひとつで、子どものありのままを認めていると思うのは大人の勘違いかもしれません。**その子が「自分は自分でいいんだ」と思えるそのときが来るまで、「君は君でいい」を行動にして伝えましょう。**その姿勢こそが、子どものありのままを認めているという証明になると思うのです。

No. 60

「死にたい」と言われたら TALKの原則で対応する

TALK

もし、子どもから「死にたい」と言われたら、あなたならどうしますか？

なかなかないことではありますが、びっくりして「死にたいなんて言っちゃダメ」と説教するでしょうか。「おいしいものでも食べに行こう！」と話をそらすでしょうか。

これらは、**子どもの気持ちを無視し、子どもの「死にたい気持ち」を認めたくない自分の安心を優先した対応**といえます。とはいえ、このような対応をとりたくなる大人の気持ちも十分理解できます。大切な子どもから突然「死にたい」と言われたら、誰だって大きく動揺し、悲しみや不安でいっぱいになり、冷静な対応なんてできないでしょう。

では、子どもから「死にたい」と言われたときの対応法を知っていたとしたらどうでしょう？　少なくとも、**子どもの発言を否定するような対応にはならない**はずです。子どものためを思い、この本を読んでいただいているみなさんにこそ、子どもの「死にたい」を冷静に受け止めるための方法を知ってもらいたいのです。

まずは、子どもに「死にたい」という気持ちが出てくるのはどんな背景があるのかをお話ししましょう。子どもは大人に比べて問題に対処する力が未熟で、他者に相談する経験も少ないことから、ひとりで悩み事を抱えやすい傾向にあります。そして、この状態が積み重なってしまうと、「どうがんばっても解決できない」という状況に追い込まれ、「死にたい」気持ちが出てくることがあるのです。

子どもが「死にたい」気持ちを打ち明けてくれたとき、深刻度を正確に把握することは専門家でも難しいので、軽く扱わない対応が重要です。知っておくといいのが**「TALKの原則」**です。泣きながらの「死にたい」でも、笑いながらの「死にたい」でも、TALKの原則を意識して真剣に話を聞かせてもらう対応が望ましいでしょう。

ＴＡＬＫの原則とは、「Ｔｅｌｌ」「Ａｓｋ」「Ｌｉｓｔｅｎ」「Ｋｅｅｐ ｓａｆｅ」の頭文字からできている対応方法です。

Ⓣ（Ｔｅｌｌ）：心配していることを言葉にして伝える

「元気なさそうに感じたんだけど、ちょっと心配だよ」「最近あんまり眠れてなさそうだけど、つらくない？」など、「私はあなたを心配している」という思いを言葉にして伝えましょう。遠回しにではなく、ストレートに言葉で伝えることが大切です。

Ⓐ（Ａｓｋ）：「死にたい」気持ちについて率直に尋ねる

「どんなときに死にたいって思うのかな？」「死にたい気持ちはどのくらい強いのかな？」のように、子どもの「死にたい」気持ちについて率直に尋ねましょう。これは子どもの「死にたい」気持ちを受け止め、知ろうとする誠実な対応です。けっして死にたい気持ちを助長するような対応ではありません。

Ⓛ（Ｌｉｓｔｅｎ）：絶望的な気持ちに傾聴する

子どもの話を最後まで遮らずに聞きましょう。その子はすでに絶望的な気持ちで「死にたい」と言っているかもしれません。子どもが「死にたい」と言ってきたときに必要なのは、あなたの価値観に基づいたアドバイスや説教、正論などではなく、その子の「死にたい」をありのまま受け止める、受容的な態度です。

Ⓚ（Keep safe）：安全を確保する

その子が置かれている環境や状況が危険なのであれば、すぐさまそこから子どもを引き離しましょう。もし、自分ひとりで子どもの安全を確保できない場合は、誰かに助けを求めましょう。子どもを助けるために、あなたが助けを求める必要があります。

以上が「TALKの原則」です。もし、あなたのもとに「死にたい」と言ってきた子がいたとしたら、**その言葉を否定したり、話をそらしたりせず、「死にたい」と言えた子どもの勇気を讃え、受け止めてほしい**と願っています。そして、「あなたが大切」「あなたを心配している」ということを言葉でも行動でも伝えてください。あなたのサポートが、子どもを救うかもしれないのです。

No. 61

自傷を告白されたときにまず伝えること

想像したくないかもしれませんが、**子どもは心に大きな痛みを感じたとき、自分の体を傷つけることでその痛みを克服しようとすることがあります。**

「子どもの自傷」と聞くと、親として驚くのは当然ですし、わが子の自傷をイメージするだけでも耐えられないという方もいらっしゃると思います。そんな方にこそ、子どもがつらくなったときはいつでも手を差し伸べられるように、子どもの自傷について知っておいてほしいのです。

まず、みなさんは「自傷」についてどのようなイメージをお持ちでしょうか？　もしかすると、「〝かまってちゃん〟(周囲の人の気を引くような言動を繰り返す人)のアピール的な行動」というイメージを持たれている方もいらっしゃるのではないでしょうか。ですが、本当にアピールのための行動なのであれば、人通りの多い場所や、自分が大切だと思っている人の前でするはずです。

しかし実際は、自傷する人の約9割が誰の目にも触れることなく、たったひとりで行っています。つまり、**自傷はそのほとんどがアピールとしての行動ではない**ことをまず理解してください。人間関係でのつまずき、将来への不安、自分自身に対する不快感など、自分ではどうにもできない、強烈な不快感情に抵抗するための、孤独な対処法が自傷なのです。

では、子どもが自傷した傷跡を見せに来たとしたら、親としてどのような対応を取るのがよいのでしょうか？　それは、「もうしないと約束しなさい」とその場で約束をさせることでも、「自分の体を大切にしなさい」と頭ごなしの説教をすることでもありません。**大人にしてほしいのは、勇気を出して傷を見せてくれたその子に、「よく来てくれたね、傷を見せてくれてありがとう」と伝え、いたわる**ことです。

そして、ていねいに傷を処置をしながら、その子が抱えている「目に見えない傷」に思いを馳せ、話を最後まで聞いてください。

傷を処置しているときに、「もうしないと約束して」という言葉がのど元まで上がってくるかもしれませんが、そんなときに思い出してほしいのは、「その子は自傷をすることで自分を保っていたかもしれない」ということです。**自傷によって自分をなんとか保ってきた子に対して、「もうしないと約束をさせる」ということは、「その子の頼みの綱をその場で切る」ということ**でもあります。だからこそ、自傷したことを責めるのは避けてほしいのです。

では、自傷を肯定するのかというと、そうではありません。その子自身も自分を傷つける行動が長期的に見てよい対処方法ではないことくらいわかっています。なので、自傷について話した最後に、このように伝えてみてください。**「もしまた、自分を傷つけたくなったときは、今ここで話したことを思い出してほしい」**と。そして、またいつでも傷を見せに来たり、自傷した跡について話ができることを保証してあげましょう。

もうひとつ、みなさんには「誰にも頼らない」という自傷もあるということを知っておいてほしいと思います。自分の傷を見せたときに不快感を示す大人や、もうしないという約束を強引に交わそうとしてくる大人と出会ったとき、子どもは「誰に頼ってもムダ」という信念を強めることでしょう。これはつまり、**親や友達などの「人」ではなく、カッターナイフや市販薬などの「物」に頼ることを選択しやすくなる**ということです。

これを防ぐためにも、子どもが自傷を告白しに来たときには、前述のように「よく来てくれたね、傷を見せてくれてありがとう」と伝え、ていねいに傷を処置するという対応を取ってほしいのです。何よりも大切なのは、その場での強引な解決ではなく、**次もまたその子が来てくれること**です。

最後に、もし止血できないほど傷が深かったり、過量服薬（オーバードーズ）など身体的な医療処置が必要な場合には、救急外来のある病院を受診する必要があります。そうでなければ、精神科を受診することを考えてみてください。子どもを受診させる際には、「あなたは今調子が悪いから受診しよう」といった一方的な伝え方ではなく、**「あなたが心配だから、受診をしてほしい」**と自分が心配していることを伝えてください。そして受診の際には必ず大人が付き添ってくださいね。

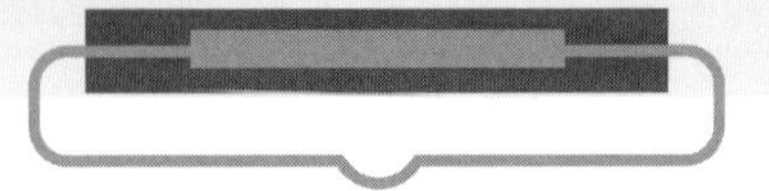

Column 4

信頼できる相談先の見極めかた

ここでは、本書をお読みいただいたみなさんの「で、子育てに困ったときはどんな専門家に相談すればいいの？」といった疑問に対して、私の経験からたどり着いた「避けたほうがよい相談先の特徴」を発表することで応えたいと思います。

避けたほうがよい相談先の特徴

- **子どもに会おうとしない**
- **有料のテキストやセミナーを勧めてくる**
- **開口一番、子どもをどんな状態にさせたいのかを聞いてくる**
- **「今までに○○人の相談！」「3週間で再登校できる！」などの成果を強調している**
- **ホームページに利用料金が表示されていない、問い合わせフォームがない**
- **メールマガジンや公式LINEに登録してからでないと相談に乗ってくれない**
- **「私は昔○○障害でした！」など自分の経験談だけでカウンセリングをする**

相談先を選ぶ際は、上記に該当する機関・人物は避けたほうがよいでしょう。また、よく目にする「カウンセラー」は職業名であり、特定の資格がなくとも名乗ることができるので注意が必要です。資格や経歴、職歴などが明記されていない相談先も避けるべきでしょう。

反対に、「感情を否定しない」「秘密を守ることができる」「話をよく聞いて共感する」というのが信頼できる可能性の高い相談先の3要素です。

少し攻めた内容となりましたが、親子の心配や不安を利用する人も確かに存在しますので、みなさんどうかご注意ください。

Chapter 5

大人のこころだって守らないといけない

子育てに悩み、自分を責めてしまっている保護者の方がとても多いと感じています。ですが、子どもを幸せにするには、保護者の方がまず幸せになることが近道です。 大人も、自分を認める習慣や考え方を身につけ、意識的に自分をねぎらう必要があります。 子どもと一緒に、大人も元気になりましょう。

No. 62

子どもとの会話を楽しむための考えかた

「子どもとうまく話せないな」と感じることって結構ありませんか？

私は新人の頃、子どもとの会話がどうも苦手で、子どもの反応も薄かったことを覚えています。しかし、今振り返ると、当時の私は**「子どもとうまく話せない自分の不安」にばかり注目し、「子どもとの会話の楽しさ」を見逃していました。**

子どもとうまく話せない不安にとらわれてしまうと、話す前の段階から「どんな話題がいいのか」「どう話すか」と、「自分が何を話すのか」に注目してしまいます。こうなると、まるで形式ばったトーク番組のような、不自然で面白みのない会話になってしまいます。なので、「自分が何を話すのか」ではなく、**「子どもは何を話すのか」に注目し、子どもから出てくる話を大人の知識や経験で応えたり、広げていくイメージで話をする**ことをおすすめします。

また、前述のように子どもはコミュニケーションにおいて多くの面で大人よりも未熟な部分があり、会話の場面で不安や緊張を感じやすいことも忘れてはいけません。子どものほうも「大人とうまく話せない」「こんなことを話していいのかな」と頭を抱えているかもしれないのです。

だからこそ、「子どもと話せている自分」を認め、子どもが何を話すのかに注目して、最後まで話を聞くようにしてみましょう。すると、目の前の子どもと話せている状況に楽しさや喜びを見出しやすくなり、うまい・下手にとらわれない、自然な会話を楽しむことができるようになります。

子どもとうまく話している人を見ると、つい自分と比較して「あんな風に話せたらいいな……」と落ち込んでしまうものですが、大切なのは、「あなたと子どもが今日も話せていること」。その小さな幸せに注目してみてください。

No. 63

「子どもに優しくできない」と悩む人は、子どもに優しくできる人

子どもと毎日かかわっていると、怒ったり、悲しくなったり、ときにはイライラを子どもにぶつけてしまったりして、「子どもに優しくできないな……」と自分を責めてしまうことは結構あります。いや、かなりあります。

ですが、「子どもに優しくできない」と思い悩んでいるこの状態は、視点を変えれば、「あの言葉がよくなかった」「あのかかわりがよくなかった」と、**「子どものために」自分の行動を振り返っている**状態でもあるのです。

私が携わっている子どもの支援の場でも、「子どもに優しくできない」というつらさを訴える保護者の方は多く、「どうすればいいでしょうか」という相談を受けることがあります。しかし、そのような保護者の方に詳しく話を聞いてみると、**子どもとの何気ない日常会話や生活において、多くの場面で「子どもに向けた優しい行動」をしている**ことがわかります。

それなのに、相談される保護者の方は「怒鳴ってしまった」「冷たい態度を取ってしまった」「優しい言葉をかけられない」と、ネガティブな場面ばかりについて話されることが多く、子どもに向けた日々の小さな優しさについては語られません。

このような悩みを抱える保護者のみなさんに毎回伝えているのは、「子どもに優しくできないな……」と思い悩み、自分が子どもに向ける言動を振り返るその姿勢こそが、「子どもへの優しさ」であるということです。

「子どもに優しくできないな……」というのは、子どものことを思うからこそ出てくる優しい気持ちです。本書では「子どもが今できていることを認めましょう」というお話をしてきましたが、これは大人にも同じことが言えます。**今すでにある、あなたから子どもに向けた優しさを認める**ことから始めましょう。

No.64

子どもの成長を感じたら自分をねぎらってください

子どもの成長を支えているのは誰でしょう？　学校の先生、かかりつけのお医者さん、きょうだいや祖父母もそうでしょう。しかし、誰よりも子どもの成長を支え続けているのは、まぎれもなく保護者の方自身です。

子どもの衣食住と安全を確保しながら、遊んだり、ときにはケンカしたり、「子どもに優しくできない」と思い悩みながらも、**子どもの毎日を支えているあなたがいるからこそ、子どもは次の一歩を踏み出し、成長することができます。**

何が言いたいのかというと、子どもの成長を喜びつつも、その裏に確かにある「あなたのがんばり」を認め、**自分自身をねぎらってほしい**ということです。

子どもの成長を目の当たりにすると、子どもの今までのがんばりや苦労が目に浮かび、「本当にがんばったね！」とその子の成長を喜ぶことでしょう。しかし、ここで子どものがんばりや苦労だけに注目するのはもったいない！ 私から言わせれば、**あなたもがんばったのです。**子どもの今があるのは、あなたが子どもを支え続けてきた今があるからです。しかし、この事実は日々子どもとかかわっているからこそ認識しにくく、誰かから認めてもらう機会もほとんどないため、評価されるべき支え側のがんばりがスルーされてしまうことがかなり多いのです。

だからこそ、**子どもが成長したときには、「本当にがんばったね！」を、子どもだけでなく、自分自身にも向けてあげましょう。**

子どもを思い、どうしても自分へのねぎらいを後回しにしてしまう気持ちは理解できます。しかし、あなたが無理をしてしまっては、子どもを支える力が弱くなってしまうのも事実です。子どもの成長の裏にある自分のがんばりを認め、積極的に自分をねぎらってほしいと願っています。

No. 65

子どもの寝顔を見たら「私は最高！」と思う

子どもの寝顔は1日のゴールとも言えるでしょう。朝食の準備をし、子どもを保育園や学校に送り出した後に出勤し、一日の仕事を終えて子どもを迎えに行き、家に帰った直後から夕食やお風呂の準備をし、なかなか寝ない子どもを寝かしつけ、子どもの寝顔を見たあとに翌日の準備をする。

すべての保護者の方がこのような生活をしているわけではないと思いますが、子どもよりも早く起き、子どもよりも遅く寝る生活を毎日続けているのではないでしょうか？　そんな忙しい毎日を過ごしているからこそ、せめて子どもの寝顔を見たときくらいは自分自身をねぎらってほしいのです。

経験上、がんばりすぎる保護者の方ほど「親だから」という意識が強く、目まぐるしい日々の生活を**「当たり前のことをやっているだけ」と、主観的に捉えてしまって、**自分をねぎらうことを忘れてしまっている方が多いです。そんな保護者の方にこそ、私が提案したいのは**「子どもの寝顔を見たときに自分自身をねぎらう」**という習慣です。

P172〜173では「子どもの成長を感じたら自分をねぎらってください」と伝えましたが、加えて、「子どもの寝顔を見たときにも自分をねぎらう」と設定してしまえば、半ば強制的に毎晩自分を認めることができます。子育ては孤独を感じることが多く、自分自身を責めてしまうこともあるでしょう。しかし、自分をねぎらう時間をほんの少しでもつくることで、あなたの毎日の行動一つひとつに大きな意味と大きな価値があることを改めて認識することができ、子育ての中の小さな幸せを実感できるのです。

子どもが安心を感じながらぐっすり眠れる環境を整えているのは、紛れもないあなたです。子どもの寝顔を見るときは、「子どもが眠れる環境をつくってる私って最高」と、自分自身をねぎらってあげてください。

No. 66

「元気な大人」ではなく「無理しない大人」を目指す

いつも元気で、子どもと全力で遊び、子どもの話を常にニコニコと聞く……。こんな絵に描いたような子育てができれば誰も苦労しません。そして、このような「元気な大人」を維持しようとがんばることは、子どものためになるとは限りません。「元気な大人」になろうとがんばりすぎると、体力はいずれ尽き、休息にかなりの時間が必要になります。この長い休息の時間は子どもにとって結構不安な時間でもあり、**「本当に元気になるのかな？」**といった心配をさせてしまいます。

また、このような「元気→体力切れ→休息」という状態を何度も繰り返していると、いくら大人が元気な状態であっても、子どもは「また体力切れを起こすんだろうな」と、大人の元気度を常に気にしてしまい、遊びも楽しく感じられなくなってしまいます。それに加え、子どもは**「いつも元気なのに、今日はどうしたんだろう?」「この前とは違って今日はやけにテンションが高いな……」**というように、大人の元気度の落差を敏感に感じ取るため、元気の波が大きければ大きいほど不安になってしまうのです。

では、どうすればよいのでしょうか。それは**「無理をしない大人」を目指す**ことです。元気な状態であれば、積極的に子どもと遊んでほしいのですが、元気がなくなってきたと感じたときは、「ちょっと楽しすぎて疲れてきたから休憩!」のように、次の遊びやかかわりにつながるように、自分の疲れを子どもに伝えましょう。無理をせず、自分のペースを保っている大人からは元気の波が大きく感じられないため、**子どもは不安を感じにくく、結果としてかかわりの中で安心を感じやすくなる**のです。

親であっても、わが子に対して常に元気でいることは難しいものです。だからこそ、「無理しない大人」を目指し、ほどほどでやっていきましょう。

No. 67

大人の不完全な面を子どもにたくさん見せる

子どもは日々、将来に対する不安を感じています。**「自分は社会でやっていけるかな」「自分は大人みたいになれるのかな」**と思い悩んでいるのです。というのも、子どもから見た大人は、知識や経験、お金や力をたくさん持っている、「なんでもできる存在」のように映ります。そのため「自分もいつかは、なんでもできるようにならなきゃ……」というプレッシャーを感じ、将来に不安を感じるのです。そんな中でも、子どもたちに安心感を与える大人が存在します。それが、**「大人も子どもとたいして変**

わらないな……」と思わせる大人です。

大人だって失敗して怒られたり、「後でやる」と言って結局忘れたり、不完全な部分はたくさんありますよね。そう、大人は子どもが思っているほど大人じゃないのです。なので、そんな大人のちょっと恥ずかしい不完全な姿を子どもに見せることで、子どもは「大人もたいして変わらねぇな」と安心を感じることができます。

大人はその立場上、「子どもにかっこ悪い姿を見せてはいけない」とか、「子どもになめられてはいけない」と、完璧な姿を見せようとしてがんばってしまうことがあります。しかし、その姿勢は子どもに将来に対するプレッシャーを強く感じさせる可能性がある上、大人自身も「完璧な姿を見せなければ」と緊張しながら子どもとかかわることになるため、子どもも大人も互いに安心を感じにくい状況に追い込まれてしまいます。

だからこそ、大人の失敗や不完全な部分もたくさん子どもに見せ、**「大人はそんなに大人じゃない」というリアルを子どもに見せる**ことが大切だと思うのです。不完全だけど笑って生きている大人の存在が、子どもの将来への不安を和らげるのではないでしょうか。

No. 68

子どもは「未熟な存在」大人も「未熟な存在」

支援の現場で、「子どもは未熟」という考えを持ちながら子どもとかかわる方をたまに見るのですが、こういった方は結構な確率で子どもたちから距離を置かれます。なぜなら、「子どもは未熟」という考えは、「子どもは与えられる存在」「子どもひとりでは何もできない」のように、**「子どもが持つ力や可能性を認めない」という態度につながりやすく、子どもたちはそれを察知する**からです。

子どもは未熟で未完成な面があり、大人、そして社会全体が守っていくべき存在であることは間違いありません。しかし、P178~179でもお伝えしたように、未熟で未完成なのは子どもに限ったことではありません。大人だってあらゆる面で未熟であり未完成です。間違うこともたくさんあれば、失敗もします。私は、**「子どもは未熟・大人は成熟している」と考えるのではなく、「子どもも大人も未熟」と考えるこ**とが大切なんじゃないかなと思うのです。

「子どもだけが未熟な存在」という考えでいると、どうしてもその子のできていない部分に目を向けることになり、お互いにその認識が積み重なると、子どもとのかかわりが指導的・管理的になってしまいがちです。

それを防ぐためにも、「大人も未熟」と考えることで、より対等な立場から子どもと向き合うことができ、その子が持つ力や小さな成長をその子の目線から認めることができるようになります。

子どもは与えられる存在でもありますが、誰かに与えることができる存在でもあります。それを私たち大人が忘れてはいけません。だからこそ、「子どもは未熟な存在だ」という思いではなく、「子どもも大人も未熟な存在だ」という思いを持って、お互いを尊重し合っていきましょう。

No. 69

「大人の失敗談」は子どもをかなり勇気づける

大人も未熟な存在であることを子どもに伝えるためには、子どもとの会話の中で**「大人の過去の失敗談」**を積極的に話すことも有効です。大人の過去の失敗談には、子どもにさまざまなよい影響を与える力があります。

例えば、恋愛の失敗談として、「別れた後に相手の存在がどれだけ大きかったのかがわかった」は、大人にとっては定番ですが、子どもたちにとっては新しい気づきになり得る話です。「大人も失敗するんだ」と安心する子もいれば、「大人もそんな気持ちになるんだ」と意外に思う子もいて、「自分はそうならないように気をつけよう」と気づきや学びを得る子もいます。

自分と比べればすべてが上回っているように思える大人が失敗しているという事実は、子どもにとって大きな、よい衝撃を与えます。さらに、失敗談を笑顔でユーモラスに語っている大人を見ると、子どもは自分の失敗談を話したくなります。恋愛の失敗談を笑顔で話している大人には、「実は今気になる人がいるんだけど……」と切り出しやすいですし、友達とケンカをした話を笑って話している大人には、「実は今ケンカしてる友達がいて……」と相談しやすくなるのは、なんとなく想像できるのではないでしょうか。

このように、ユーモアを交えた大人の失敗談は、子どもたちからすれば**「勇気づけられる」話題でもあり、「新しい気づきと学びをもたらす」話題でもあり、「自分の失敗を打ち明けてみようと思える」話題でもある**のです。

反対に、武勇伝を語るのはおすすめしません。大人の武勇伝ほど子どもにとってつまらないものはありませんので、話したいなら大人同士で楽しみましょう。子どもが聞きたいのは、あなたの過去に眠っている「笑える失敗談」なのです。

No.70

大人が休む姿を見て育つと「休み上手」になる

みなさんはどのようなタイミングで休んでいますか？　疲れを感じた瞬間でしょうか。それとも、疲れ切ってからでしょうか。

実は、子どもたちは「大人がどんな働き方をしているのか」だけではなく、「大人がどんな休み方をしているのか」もしっかり見ています。だからこそ、私たち大人はどんな休み方をすればよいのかを考え、「子どもにマネしてほしい休み方」を実践していくことが必要だと思うのです。

私がおすすめしたい休むタイミングは、**「疲れていなくても休む」**です。実は、人間の脳は疲労をためるのが得意なので、「(実際には疲れているのに)疲れていない」と感じさせることができます。つまり、**あなたが「疲れた」と感じたときはすでに「かなり疲れている」**状態である可能性が高いといえるでしょう。

しかし、日本は休まないことをよしとする風潮が強く、そのような文化で育ってきた私たち大人は、「休むことはよくないこと」といった価値観を持ってしまいがちです。そのため、「心や体が不調にならない限りは休まない」という無理な行動に出てしまいます。でも、そのような大人の姿を見た子どもはどうなるでしょうか？　その子も同様に、**「疲れを感じていても心や体が不調にならない限りは休まない」という無理な行動に出るかもしれません**。

だからこそ、私たち大人が「疲れていなくても休む」という考えを持ち、積極的に休む姿を普段から見せることが大切だと思うのです。

休むことは今までの自分をねぎらい、これからの自分を支える大切な行動です。その大切な行動を子どもたちにも積極的にとってほしいからこそ、まずは自分自身の休み方を振り返りましょう。大人が休めるから、子どもも休めるのです。

おわりに

最後までお読みいただき、本当にありがとうございます。

中には、「思ったより抽象的な話が多かった」と感じられた方もいらっしゃるのではないでしょうか。「これを言うだけで子どもがグングン伸びる！」といった魔術的な言葉や、「子どもが必ず言うことを聞いてくれる禁断のコミュニケーション術！」のようなかかわり方の「正解」を知りたかった方には、物足りない本だったのかもしれないと振り返っています。

こんなことを言うと、「ちゃんと子育ての正解を書け！」などお怒りの声が聞こえてきそうです。しかし、私が児童精神科病棟の看護師として10年間、さまざまな子どもたちとかかわってきた中で、「子育てに絶対的な正解はない」と感じているのが正直なところです。「子どもが絶対に朝すっきり起きてニコニコ登校し、学校では友達と仲良く遊んで勉強し、帰ったら家のお手伝いをし、スマホをやりすぎず家族との時間を大切にし、翌日の準備をして夜9時には寝るようになる」なんて方法は、この世にないのです。仮にあったとしても、子どもを大人の理想像に当てはめるいびつさをみなさんも感じられるのではないでしょうか。

本書では、子どもを大人の思い通りにするのではなく、ひとりの人間として尊重し、その傷つきやすい心をどうやって守っていけばよいのか。子どもは大人のどんなかかわり方に安心感を覚え、その安心をベースとして自分なりのチャレンジをしていけるのか。私の経験からお伝えできることをすべて出し尽くしたつもりです。

一方で、支援者のひとりとしても、親のひとりとしても、子育てに正解を求めたくなる保護者の方のお気持ちも十分に理解できるのです。インターネットやSNSが普及した現代において、子どもを育てる保護者のみなさんへの視線が年々厳しくなっているのは私も日々感じるところです。保護者の方自身もそのプレッシャーに焦りや不安を感じ、子育ての正解を追い求めてしまうのも仕方がありません。本来は正解のない子どもとのかかわりにおいても、正解を追い求めたくなってしまうのが現代なのだと思います。

だからこそ、私は子どもを日々支えている保護者のみなさんのがんばりを再認識していただくことが何よりも大切だと思っています。

あなたは今日も、一生懸命に子どもを支え、子どもの将来を憂いながらも、子どもを辛抱強く見守ったのではないでしょうか。

そして、「子どものために」という思いでこの本を手に取ってくださったあなたは、もしかすると、子どもではなく、自分自身を責めてしまうことが多いのではないでしょうか。

人生が長期戦であるように、子育ても長期戦です。ときに子どもと衝突したり、完璧な子育てをしている（ように見える）インフルエンサーと自分を比べて、親としての自信を失ったりすることがあるかもしれません。そんなときには、あなたが「子どもを一生懸命に支えている」という事実を思い出してほしいのです。あなたの日々のがんばりは、間違いなく子どもの力となっています。また、それ以上に、あなたの存在そのものが、子どもの力となっているのです。どうかその事実を頭の片隅に置いておいてください。

今日も頭を抱えながら、正解のない子育てに向き合い、泥臭くも一生懸命に子どもを支えている、そんな素敵で最高なあなたに、この本を捧げたいと思います。

どうかこの本が、お子さん、そしてあなたの心を守ることを願っています。みなさんどうか無理なさらず、ご自愛ください。

最後になりますが、私のような、なんの実績もない怪しい看護師に声をかけてくださったＫＡＤＯＫＡＷＡの編集者・川田央恵さんに深く感謝申し上げます。出版への熱意を語ってくださったとき、本当にうれしかったです。本って、本当につくることができるんですね。また、本を書くことへの不安が色濃く反映された私のなんとも言えない文章を美しく整え、私の心を傷つけることなく優しく助言してくださった編集者の杉本透子さんにも厚く御礼申し上げます。

２０２３年10月　精神科認定看護師　こど看

子どもの心を守るための
専門家につながる相談窓口

あなたはひとりじゃない（内閣官房　孤独・孤立対策担当室）
https://www.notalone-cas.go.jp/

▶ 質問に答えると、約150の支援制度・相談窓口の中から必要な情報を教えてくれるサイトです。

Mex（ミークス）（認定NPO法人3keys）
https://me-x.jp/

▶ 10代のための相談先や居場所を、自分の住む地域から探すことができます。

まもろうよこころ（厚生労働省）
https://www.mhlw.go.jp/mamorouyokokoro

▶ 電話・SNSで悩みや不安を相談できる窓口をまとめたサイトです。

24時間子供SOSダイヤル（文部科学省）
https://www.mext.go.jp/ijime/detail/dial.htm
電話 0120-0-78310

▶ 子どもや保護者のさまざまな悩みに対応。地域の教育委員会の相談機関につながります。

子どもの人権110番（法務省）
https://www.moj.go.jp/JINKEN/jinken112.html
電話 0120-007-110（月～金8:30～17:15）

▶ いじめや虐待、性被害などの子どもの人権問題に関する相談窓口。メールでの相談もできます。

チャイルドライン
https://childline.or.jp/
電話 0120-99-7777（毎日16:00～21:00　※年末年始はお休み）

▶ 18歳までの子ども専用の相談先。電話だけでなくチャットによる相談も可能です。

参考文献・参考ウェブサイト

P30　『ストレングス・トーク 行動の問題をもつ子どもを支え・育てる』（井上祐紀著、日本評論社）

P78　『発達障がいとトラウマ 理解してつながることから始める支援』（小野真樹著、金子書房）

P79　『ベーシック発達心理学』（開一夫・齋藤慈子編、東京大学出版会）

P92　『〈叱る依存〉がとまらない』（村中直人著、紀伊國屋書店）

P102　『ゲーム・ネットの世界から離れられない子どもたち 子どもが社会から孤立しないために（子どものこころの発達を知るシリーズ10）』（吉川徹著、合同出版）

P120　『「助けて」が言えない 子ども編』（松本俊彦編、日本評論社）

P132　『子どものSOSの聴き方・受け止め方』（半田一郎著、金子書房）

P137　『小児科医・かかりつけ医に知ってほしい発達障害のこと』（坂本昌彦監修／関正樹著、南山堂）

P158　精神科認定看護師の会 うつ病看護研究会「死にたい気持ちに傾いた方」に対して電話相談を行う際のガイドVol.1
https://seisinka-ninnteikanngosinokai.com/guide1.html
文部科学省 教師が知っておきたい子どもの自殺予防
https://www.mext.go.jp/component/b_menu/shingi/toushin/__icsFiles/afieldfile/2009/04/13/1259190_12.pdf
厚生労働省 働く人のメンタルヘルス・ポータルサイト「こころの耳」専門家向けお役立ちトピックス～メンタルヘルス不調関連～ No.3 自殺の予兆への介入
https://kokoro.mhlw.go.jp/mental-health-pro-topics/mh-pro-topics003/

P162　『自傷行為の理解と援助「故意に自分の健康を害する」若者たち』（松本俊彦著、日本評論社）
『自分を傷つけずにはいられない 自傷から回復するためのヒント』（松本俊彦著、講談社）

P184　『学校では教えてくれない 自分を休ませる方法』（井上祐紀著、KADOKAWA）

全般　『思春期のしんどさってなんだろう? あなたと考えたいあなたを苦しめる社会の問題（中学生の質問箱）』（鴻巣麻里香著、平凡社）
『子どものための精神医学』（滝川一廣著、医学書院）

こど看
Kodokan

精神科認定看護師。精神科単科の病院の児童思春期精神科病棟に10年以上勤める。現在も看護師として病棟勤務しながら、「子どもとのかかわりを豊かにするための考え方」をSNS等で精力的に発信中。メンタル系YouTuberの会所属。一児の父。
X（旧Twitter）・YouTube ▶ @kodokanchildpsy

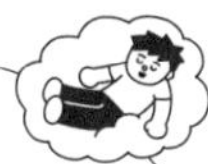

児童精神科の看護師が伝える
子どもの傷つきやすいこころの守りかた

2023年11月22日　初版発行
2024年10月25日　8版発行

著者　こど看
発行者　山下直久
発行　株式会社KADOKAWA
〒102-8177　東京都千代田区富士見2-13-3
電話0570-002-301（ナビダイヤル）
印刷所　大日本印刷株式会社
製本所　大日本印刷株式会社

●お問い合わせ
https://www.kadokawa.co.jp/（「お問い合わせ」へお進みください）
※内容によっては、お答えできない場合があります。
※サポートは日本国内のみとさせていただきます。
※Japanese text only

定価はカバーに表示してあります。

ISBN 978-4-04-606536-0　C0037